Dr. med. Irmgard Zuleger

So wird
Ihr Kind trocken

Dr. med. Irmgard Zuleger

So wird
Ihr Kind trocken

Das 20-Stufen-Programm zur Problemlösung

HONOS VERLAG

Bildquellenverzeichnis

dpa, Frankfurt/Main: 28, 34, 45, 62, 65 l., 72, 81, 97, 99, 124, 131, 140/141

MEV, Augsburg: 10/11, 12, 13, 14 (2), 15, 16/17, 18, 19, 20, 25, 30/31, 32, 38/39, 40, 43, 44, 46/47, 49, 51 u., 52 r., 57, 63, 64, 65 r., 68, 71, 74, 75, 79, 80, 85, 86, 87, 89, 90, 92/93, 96, 98, 100, 101, 104, 109, 110/111, 115, 117, 121, 127, 136, 137, 139, 142, 143, 144, 145, 146, 147, 148

Bärbel Stumpf, München: 53, 54, 55, 58, 59, 61, 77, 82, 83, 119, 151, 152, 153, 154, 155

Heidi Velten, Leutkirch-Ausnang: 21, 22, 26, 51 o., 69, 84, 118, 150

Umschlagabbildungen: MEV, Diana Billaudelle

ISBN 3-8299-0605-6

www.honos-verlag.de

Vorwort

Sie haben nach diesem Buch gegriffen. Darf ich Sie fragen, warum? Die Antworten, die mir einfallen, lauten:

1. Sie sind selbst betroffen, weil eines Ihrer Kinder und damit Ihre Familie unter diesem Problem leidet.

2. Eine Familie oder jemand, der Ihnen sehr viel bedeutet, leidet unter diesem Problem.

3. Sie sind Arzt/Ärztin, Mitarbeiter/in einer Beratungsstelle, eines Kindergartens oder Lehrer/in und wissen um die Not der zahlreichen Familien, in denen ein Kind oder Jugendlicher »Bettnässer« ist.

Ich habe dieses Buch geschrieben, und Sie dürfen mich fragen, warum. Die Antwort lautet:

Weil ich in meiner täglichen Arbeit in der Kinderarztpraxis meines Mannes erleben konnte, wie selten Hilfe beim Problem Bettnässen erbeten wird oder angeboten werden kann, obwohl doch das Familienleben durch ein bettnässendes Kind sehr stark belastet wird.

Das Selbstwertgefühl des einnässenden Kindes verringert sich, eine unbekümmerte Teilnahme an altersgerechten Vorhaben (Übernachten bei Freunden, Klassenfahrten usw.) ist meist nicht möglich. Und auch liebevolle Eltern spüren, wie aggressive Gefühle oder Handlungen gegen das einnässende Kind immer häufiger auftreten.

Nachdem uns bewusst wurde, wie häufig das Problem Bettnässen ein verschämt gehütetes Geheimnis in der Familie ist (bei der Einschulung nässen im Durchschnitt noch zehn Prozent aller Kinder nachts ein!), sind wir dazu übergegangen, Eltern und Kind direkt zu befragen und Hilfe anzubieten.

Wie dieses Anleitungsbuch entstand

Wir boten in unserer Kinderarztpraxis die Hilfe an, die Sie vielleicht bisher auch erhalten oder gegeben haben: ein oder zwei Gespräche, für eine begrenzte Zeit ein Medikament oder die Verordnung einer Klingelhose®.

Einige der so betreuten Kinder wurden trocken. Aber es waren eben nur einige – zu wenige, als dass wir damit hätten zufrieden sein können.

Wir boten nun eine intensivere Betreuung an, die aus einer Therapie-Spielstunde pro Woche über einen Zeitraum von vier bis sechs Monaten bestand und die Mitarbeit einer Bezugsperson erforderte. Wir konnten erleben, dass die so betreuten Kinder in dieser Zeit trocken wurden und nach Beendigung der Behandlung meist trocken blieben. Welch ein Erfolg, welch eine Freude!

Ich wollte nun herausfinden, ob es mir gelingen würde, eine Anleitung zu verfassen, die in etwa den Inhalt meiner Therapiestunden wiedergibt und die die Eltern motiviert und befähigt, in der Behandlung des Kindes meinen Platz einnehmen zu wollen und zu können. Aber diese Anleitung sollte nicht nur zu einer solchen Arbeit fähig machen, sondern sie sollte gleichzeitig Eltern und Kind Mut machen, auch in Zeiten geringer oder ausbleibender Erfolgsschritte nicht aufzugeben. Denn der Glaube an den endgültigen Erfolg, den das Kind bei der Bezugsperson – sei es nun Arzt, Therapeut oder Elternteil – erlebt, wird ihm die Kraft geben, im Training durchzuhalten, bis es die Entwicklungsschritte geschafft hat, die zu einem trockenen Durchschlafen bzw. nachts zu einem rechtzeitigen Wachwerden notwendig sind.

So entstanden die ersten Entwürfe, die später zu dem vorliegenden Buch werden sollten.

Dank

Ich möchte an dieser Stelle den Familien danken, die mir mit ihrer Bereitschaft, »Probefamilien für ein Selbsthilfeprogramm« zu werden, mit ihren Rückmeldungen, ihrer Kritik und ihren Fragen geholfen haben, das vorliegende Programm zu erstellen.

Zu meinen »Probefamilien« gehörten deutsche und ausländische Familien; Familien, die in unserer Praxis seit langem bekannt waren, aber auch Familien, die über Dritte von dem Programm gehört hatten und die den Weg erfolgreich allein gegangen sind und mich nie persönlich kennen gelernt haben. Ihnen allen gilt mein Dank.

Ihr Einsatz und der sich dann jeweils einstellende Erfolg haben mich davon überzeugt, dass es Eltern möglich ist, das Problem des Bettnässens erfolgreich anzugehen.

Vorwort zur dritten Auflage

Im Jahr 1998 erschien die erste Auflage dieses Buches im Südwest Verlag. Mein Ziel war es, betroffenen Familien einen Leitfaden an die Hand zu geben, mit dem sie das Problem des nächtlichen Einnässens erfolgreich beseitigen können. Damals fragte ich mich, ob ich in der Erwartung, dass Eltern und Kind über Monate meinen Ratschlägen folgen würden, auch wenn der Erfolg einmal für eine kurze Zeit enttäuschend klein sein würde, nicht zu hoch gegriffen hätte.

Heute weiß ich, dass viele Familien zu einem solchen Einsatz bereit und fähig waren. Ich erhielt von zahlreichen Familien aus unterschiedlichen Teilen Deutschlands Rückmeldung, dass es das Problem des Bettnässens bei ihnen nicht mehr gibt. Die Zeit des Trainings sei manchmal nicht einfach gewesen, viel häufiger aber sei sie eine bereichernde, glückliche Zeit geworden. Die Beziehung der Familienmitglieder zueinander habe sich verändert, Selbstbewusstsein und Selbstwertgefühl des Kindes seien gewachsen. Eltern und Kind nehmen erfreut wahr, welches persönliche Potenzial in diesem Kind steckt.

Ich möchte den Familien und jungen Patienten danken, die durch Fragen und Kritik dazu beigetragen haben, dass das Buch in seiner dritten, nun überarbeiteten Auflage noch praxisnäher zum endgültigen Erfolg führen wird.

Mein Dank gilt auch dem Honos Verlag, der den Mut hatte, den betroffenen Familien zu helfen, indem er ein Buch zu diesem Thema zu verlegen bereit war.

Dr. Irmgard Zuleger

Inhalt

WEITERFÜHRUNG OHNE WECKGERÄT

WEITERFÜHRUNG MIT WECKGERÄT

BEISPIELE AUS DER PRAXIS

ANHANG

Das Problem entschlossen angehen

Einnässen ist weiter verbreitet, als viele glauben möchten. Gerade betroffene Familien mag die Gewissheit, dass sie mit dem Problem nicht allein auf weiter Flur dastehen, Hilfe und Anstoß sein, das Problem in Angriff zu nehmen.

Sie haben erkannt, dass Ihr Sohn oder Ihre Tochter ein Problem hat, das normalerweise selten und vor allem nicht öffentlich zur Sprache kommt, obwohl es weit verbreitet ist: Er oder sie ist Bettnässer. Versuchen Sie nicht, dieses Problem zu tabuisieren oder zu bagatellisieren und sich mit dem Gedanken zu trösten, dass sich das »von allein regeln« wird. Widmen Sie diesem Problem Ihre Aufmerksamkeit, und gehen Sie es mit Hilfe dieses Ratgebers und gegebenenfalls unter Hinzuziehung eines Arztes entschlossen an. Zum Wohl Ihres Kindes und zu Ihrem eigenen Wohl.

Was Eltern wissen sollten

Lassen Sie sich durch die ruhige Art und die scheinbare Unbekümmertheit Ihres bettnässenden Sprösslings nicht täuschen – er leidet mehr, als er zeigen möchte.

Die psychische Belastung

Wenn Ihr Kind etwa fünf Jahre alt oder älter ist und häufig oder regelmäßig nachts einnässt, werden Sie beunruhigt sein. Sie fragen sich, woran es liegen kann, dass dieses Kind den Entwicklungsschritt zum Sauber- oder Trockenwerden bisher nicht gemacht hat.

Vielleicht haben Sie schon so manches (geduldiges Nichtbeachten, Angebot einer Belohnung oder auch Schelte oder Bestrafung) versucht und doch nicht das erwünschte Ziel erreicht. Eins aber haben Sie sicher erreicht: Sie und Ihr Kind fühlen sich schlecht. Sie glauben, dass Sie als Eltern versagt haben. Sie erleben, wie Sie trotz des Vorsatzes, sich die Enttäuschung über das nasse Bett nicht anmerken zu lassen, von Tag zu Tag ärgerlicher werden. Ihr Kind spürt diesen Zorn – auch wenn Sie kein böses Wort äußern oder es sogar fertig bringen, mit gequältem Lächeln einen Satz hervorzubringen wie: »Das macht doch nichts, wir haben ja eine Waschmaschine.«

Was Ihr Kind fühlt

Ihr Kind weiß sehr genau, dass es etwas nicht kann, das andere Kinder seines Alters können. Und es leidet darunter! Doch wird es seinen Kummer nicht zeigen. Je nach der Wesensart des Kindes werden Sie erleben, dass es sich reichlich uninteressiert an der Tatsache des Einnässens gibt oder dass es die nasse Wäsche irgendwo versteckt.

Es ist nun ganz natürlich, dass beide Verhaltensweisen den Ärger in den Eltern ansteigen lassen, dass es immer schwerer fällt, mit dem Kind unbekümmert, fröhlich und liebevoll umzugehen.

Und wie geht es Ihrem Kind? Es erlebt, wie Sie täglich von ihm enttäuscht sind, und fühlt sich immer weniger geliebt.

Hinzu kommt, dass Ihr Kind meist nicht bei Freunden schlafen mag. Es fürchtet eine Übernachtung mit der Kindergartengruppe oder der Schulklasse in der Jugend-

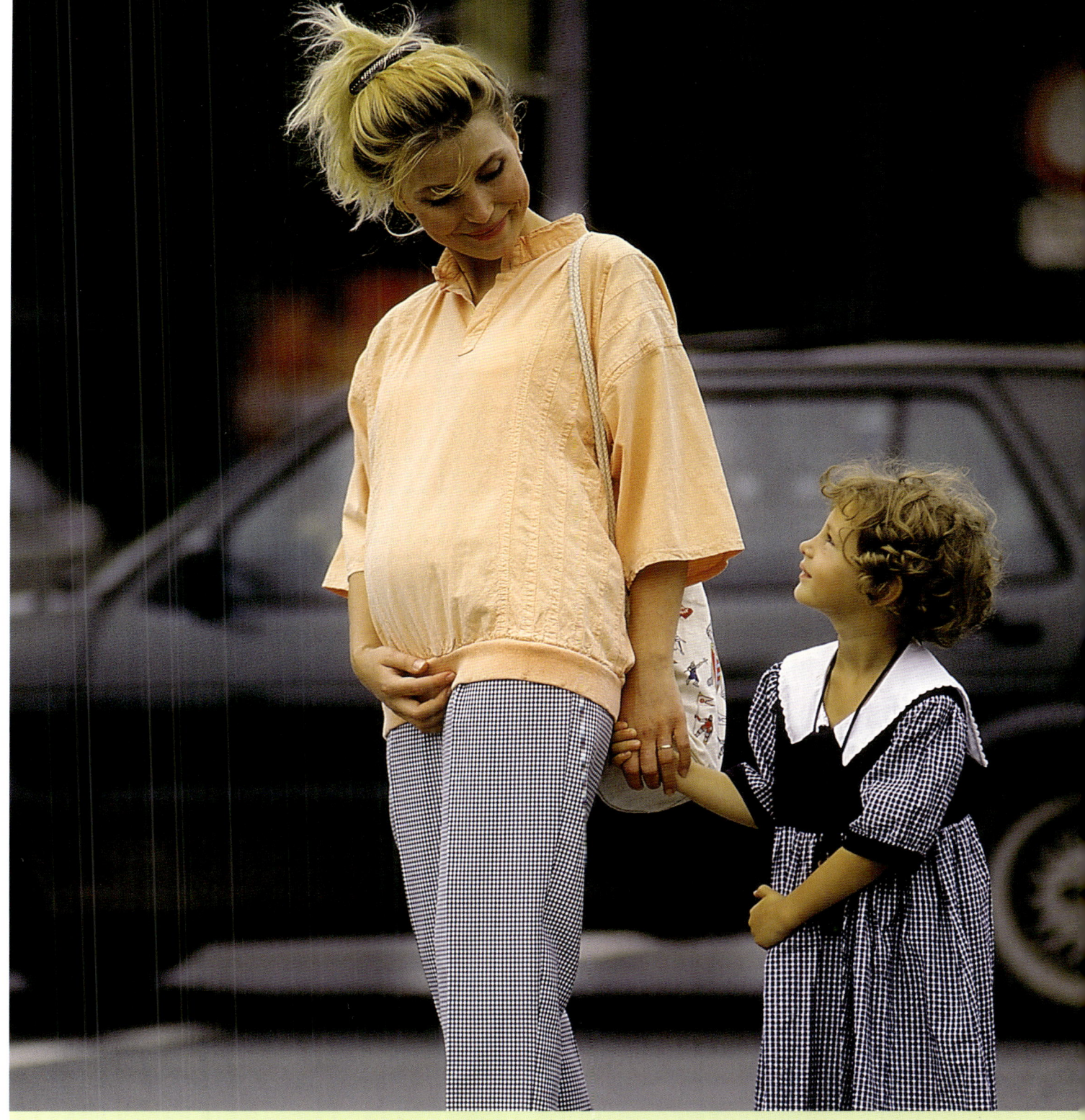

Wenn ein Geschwisterchen geboren wird, ist das für manches Kind nicht immer ein Grund zur Freude. Es ist verunsichert und befürchtet, nicht mehr genug Aufmerksamkeit und Liebe zu erhalten.

herberge, weil es vermeiden möchte, dass andere Kinder sein Einnässen bemerken. Ist es nicht sehr verständlich, dass ein solches Kind mit all dem Kummer im Bauch tatsächlich »rechtzeitig« vor Beginn des gefürchteten Ereignisses krank werden kann und nicht mit in die Jugendherberge fahren muss?

Einnässen als Signal

Bei einem relativ jungen einnässenden Kind (etwa fünf bis sieben Jahre) erlebe ich in meiner Arbeit mit Kindern oft, dass die oben beschriebenen Gefühle auf die Eltern – zumincest auf die Mutter – zutreffen, das Kind aber

Wenn die »Familienraison« das Zur-Sprache-Kommen eines Konflikts verbietet oder erschwert, macht sich dieser Konflikt oft auf andere Weise bemerkbar.

freimütig erklärt, es möchte gar nicht trocken werden. Sehr deutlich lässt ein solches Kind erkennen, dass es sich gegen ein Übungsprogramm wehren wird. Es sieht in dem Programm einen Feind, der ihm etwas wegnehmen will, das bisher Vorteile und Wohlbefinden gebracht hat. Es mag Ihnen auf den ersten Blick völlig absurd erscheinen, dass das Einnässen Ihrem Kind irgendetwas Positives bringen sollte. Dennoch kann es so sein.

Wenn Veränderungen überfordern

Das Kind will, indem es einnässt, unbewusst zeigen, dass es noch echt hilfsbedürftig ist. Den Zustand des Umsorgtwerdens, den es in den ersten Jahren seines Lebens als angenehm erlebt hat, möchte es fortsetzen. Unterschiedliche Ereignisse oder Vorhaben der Familie können von dem Kind als Bedrohung seiner Geborgenheit, als Verminderung der bisher erhaltenen Zuwendung erlebt werden. Hierher gehört die Geburt eines Geschwisterkindes, die, auch wenn Sie Ihr Kind noch so liebevoll auf dieses Ereignis vorbereitet haben mögen,

Gefühle der Eifersucht auslösen kann. Auch Pläne der Mutter, wieder berufstätig zu werden, können den Protest von Sohn oder Tochter wachrufen.

Aber es müssen gar nicht so einschneidende Veränderungen sein. Schon die Tatsache, dass Sie von Ihrem Kind etwas mehr Selbstständigkeit verlangen, kann von ihm als unzumutbare Forderung erlebt werden. Es verweigert sich, indem es kleinkindhaftes Verhalten in einigen Bereichen zeigt. So sind Sie gezwungen, sich weiter um Dinge zu »kümmern«, die das Kind vom Alter her eigenverantwortlich erledigen könnte.

Das Unterbewusstsein führt Regie

Natürlich ist Ihr Kind nicht in der Lage, sich diese Zusammenhänge klar zu machen oder gar mit Ihnen darüber zu reden. Doch wird es in seinem Unterbewusstsein zielsicher eine Verhaltensweise finden, mit der es vermehrt Ihre Aufmerksamkeit erzwingt. Es wird z. B. Aggressivität oder sozialen Rückzug zeigen, oder es beginnt wieder einzunässen, obwohl es über eine längere Zeit trocken war. Sie werden ziemlich sicher darauf reagieren – sei es,

Um dieses Programm erfolgreich zu absolvieren, müssen sowohl Sie als auch Ihr Kind den Erfolg wirklich wollen und sich im Klaren darüber sein, dass es zum Errreichen dieses Ziels einiger Anstrengungen bedarf.

Ihr Kind muss erleben, dass Sie es in seinem Bemühen ernst nehmen, dass Sie sich über jeden kleinen Erfolg, den es erringt, mit ihm freuen und sich von einem Misserfolg nicht entmutigen lassen.

dass Sie, aufgeschreckt durch diese Verhaltensauffälligkeit, dem Kind besonders viel Zeit widmen oder dass es Beachtung erfährt, indem Sie mit ihm schimpfen. Da Sie aber in der Regel als liebevolle Eltern das Problem Ihres Kindes ertragen wollen, werden Sie ihm im Falle eines häufigen Einnässens beim Wäschewechseln und beim Sichwaschen helfen, und Sie werden die reichlich strapazierte Haut des einnässenden Kindes pflegen wie die empfindliche Haut eines Säuglings.

Die Arbeit mit diesem Programm

Will Ihr Kind sein Einnässen »beibehalten«, so ist es sinnlos, mit dem Programm zu beginnen, denn Sie werden sicher scheitern! Vielmehr ist es notwendig herauszufinden, welche Bedürfnisse Ihres Kindes unbefriedigt sind. Fragen Sie sich: Welchen besonderen Gewinn hat Ihr Kind durch das Einnässen? Braucht es vielleicht eine regelmäßige Zeit im Tagesablauf, in der Sie sich nur ihm widmen? Oft reicht schon eine halbe Stunde an einigen Tagen der Woche. Aber diese Tage müssen festliegen, und das Kind muss sich darauf verlassen können, dass Sie sie einhalten, beispielsweise als »gemeinsame Spiel-

zeit«. Oder wünscht sich Ihr Kind mehr Körperkontakt, mehr Nähe? Erst wenn Sie die Bedürfnisse Ihres Kindes verstehen und durch einen veränderten Umgang mit dem Kind befriedigen können, wird Ihr Kind in der Lage sein mitzuarbeiten, um das Einnässen bald aufzugeben. Es wird wissen, dass Sie es lieben und es sich auf Sie verlassen kann, auch wenn es größer und selbstständiger wird.

Ist Ihr Kind aber bereit mitzuarbeiten, um trocken zu werden, so kann die folgende Anleitung zum erwünschten Erfolg führen, sofern einige Bedingungen erfüllt werden.

Voraussetzungen für den Erfolg

- Lassen Sie Ihr Kind zuerst von einem Arzt (Kinderarzt, Hausarzt oder Urologen) untersuchen, um sicher auszuschließen, dass eine Entzündung, eine Abflussbehinderung oder sonstige Fehlbildung oder Fehlfunktion im Sinne einer Entleerungsstörung im Bereich der Nieren und Harnwege vorliegt.

- Überlegen Sie, ob die oben beschriebene Situation auf Sie und Ihr Kind wirklich zutrifft und ob Sie bereit sind, in den nächsten Monaten das Training mit Ihrem Kind als eine wirklich wichtige Sache anzusehen, die von Ihnen einen regelmäßigen zeitlichen Einsatz fordern wird.

- Fragen Sie sich, ob Sie wirklich bereit sind, sich genau an die Anleitungen des folgenden Programms zu halten. Es zeigt sich immer wieder, dass der Erfolg abhängig ist von der Mitarbeit von Kind und Eltern.

- Fragen Sie sich, ob Sie auch dann zum Durcharbeiten dieses Programmes bereit sind, wenn Ihnen nicht versprochen werden kann, dass Ihr Kind in einer bestimmten Zeit trocken wird. Es kann aber mit einer sehr hohen Wahrscheinlichkeit in einer Zeit von einigen Monaten (meistens vier bis sechs Monate) seine Blasenfunktion beherrschen lernen. Wie schnell Ihr Kind erfolgreich sein wird, hängt von vielen Faktoren ab – nicht zuletzt von Ihrem Glauben an den Erfolg!

Kindliche Entwicklung und Einnässen

Kinder, die sich allgemein langsamer als ihre Altersgenossen entwickeln, werden sich in der Regel auch für das Trockenwerden ein bisschen länger Zeit lassen.

Wie für alle kindlichen Entwicklungsschritte gilt auch für das Trockenwerden, dass es keine allgemein verbindliche Regelhaftigkeit für den Zeitpunkt gibt. Es gibt aber einen groben zeitlichen Rahmen, dessen deutliche Überschreitung das Signal ist, dass dieser Entwicklungsschritt vom Kind nicht ohne Hilfe bewältigt werden kann.

Klärung der Begriffe

Ich möchte Ihnen an dieser Stelle Kenntnisse über das Einnässen, speziell das Bettnässen, vermitteln. Diese Informationen stellen meiner Ansicht nach eine gute Ergänzung zu den Anleitungen dieses praktischen Arbeitsbuchs dar und helfen Ihnen vielleicht auch, falsche Schuldgefühle wie etwa »Wir müssen doch in der Erziehung etwas falsch gemacht haben« abzubauen.

Sie sollten sicher gehen, dass bei Ihrem Kind keine Erkrankung oder Missbildung die Ursache seines Bettnässens ist.

Da ich im Gespräch mit den Eltern meiner kleinen Patienten sehr unterschiedliche Meinungen über ein solches Kapitel gehört habe, möchte ich es Ihnen überlassen, ob Sie sich in die folgenden Seiten vertiefen wollen oder nicht.

Es mag sein, dass Sie zurzeit so sehr unter dem Problem des Bettnässens leiden, dass Sie nicht die Kraft aufbringen können, sich gerade jetzt mit der Theorie zu diesem »leidigen« Thema mehr als unbedingt nötig zu beschäftigen. Überschlagen Sie diese »theoretischen« Punkte, ohne ein schlechtes Gewissen zu haben! Ist Ihr Kind mit Ihrer Hilfe erst einmal ein Stück auf dem Weg zu einem trockenen Durchschlafen gegangen, so werden Sie vielleicht den Wunsch verspüren, sich über dieses Thema zu informieren. Dann wird dieses Kapitel für Sie eine brauchbare Quelle sein, in der Sie alles Wissenswerte nachlesen können.

Sie können die Theorie auch »nachlesen«

Ich versichere Ihnen, dass ich Eltern kenne, die, ohne die folgenden Seiten je gelesen zu haben, genauso erfolgreich nach diesem Programm gearbeitet haben wie jene Eltern, die sich aus den verschiedensten Quellen ein erstaunliches Wissen zum Thema »Bettnässen« angeeignet hatten.

Für mich ist es also ganz verständlich, wenn Sie – glücklich darüber, endlich eine praktische Anleitung zur Behandlung des Bettnässens in den Händen zu haben – die nun folgenden Theorien erst einmal überschlagen. Lesen Sie dann bitte auf Seite 46 im Kapitel »Übungsprogramm – die Grundlagen« weiter.

Definition des Einnässens

Beim Neugeborenen, beim Säugling und jungen Kleinkind ist das Einnässen normal. In den ersten Lebensjahren schwindet diese Unfähigkeit der Blasenkontrolle, d. h., das Kind lernt in vielen kleinen Schritten, die Blase zu kontrollieren. Es erreicht irgendwann einen Entwicklungsstand, der es ihm ermöglicht, die Blasenfüllung und die noch unwillkürlich begonnene Entleerung wahrzunehmen. Bald danach kann es auch ein Entleerungsbedürfnis angeben und die Entleerung willensgesteuert beginnen. Schließlich kann das Kind die Notwendigkeit der Blasenkontrolle verstehen, weil es erfahren hat, wie körperlich unangenehm und manchmal peinlich es sein kann, wenn es seinen Urin zu jeder beliebigen Zeit irgendwo »laufen lässt«.

Was ist Einnässen?

Einnässen ist die Unfähigkeit, die Blasenentleerung während der Nacht und/oder am Tag regelmäßig unter Kontrolle zu halten.

Wann spricht man von Bettnässen?

Ein Bettnässen liegt vor, wenn ein Kind ab dem Alter von etwa fünf Jahren häufig oder regelmäßig nachts das Bett unwillkürlich nass macht. In diesem Alter haben die meisten Kinder am Tag und in der Nacht eine sichere Blasenkontrolle erreicht.

Die sichere Blasenkontrolle

Der Erwerb der Blasenkontrolle erfolgt in den ersten Lebensjahren in Entwicklungsschritten, die individuelle Unterschiede zeigen. In der Literatur wird angegeben, dass etwas 50 Prozent aller Kinder mit 28 Monaten tagsüber trocken, mit 34 Monaten auch nachts trocken sind. Die in der Blasenkontrollentwicklung langsameren Kinder werden meist bis zum vierten Geburtstag tagsüber trocken. Im Alter von fünf Jahren beherrschen über 80 Prozent der Kinder auch nachts die Blasenfunktion.

Jeder weiß, dass es Schulkinder und Erwachsene gibt, die sich diese Blasenkontrolle noch nicht aneignen konnten oder die die Blasenkontrolle nicht mehr besitzen. Dafür gibt es unterschiedliche Gründe. Es kann eine Entwicklungsverzögerung oder eine Krankheit vorliegen. Wenn das Kind über Schmerzen beim Wasserlassen klagt, einen plötzlichen und häufigen Harndrang verspürt, die Urinentleerung nur verzögert und/oder mit dünnen Strahl stotternd möglich ist, ist ein Besuch beim Arzt Ihres

Im Kindergarten oder in der Schule sind Bettnässer oft unverholenem Spott ausgeliefert, wenn ihr Problem bekannt wird. Auch die ablehnende Haltung der Familie kann dazu führen, dass bettnässende Kinder Angst- und Schamgefühle entwickeln.

Kindes notwendig. Er wird eine eventuell vorliegende organische Krankheit entdecken und fachmännisch behandeln können.

Formen des Einnässens

> ### Das Einnässen wurde früher in die folgenden Formen eingeteilt:
>
> - **Enuresis nocturna**
>   Reines nächtliches Einnässen (betrifft 70 bis 80 Prozent aller Einnässformen)
> - **Enuresis nocturna et diurna**
>   Einnässen bei Tag und Nacht
> - **Enuresis diurna**
>   Einnässen nur am Tag

Diese drei verschiedenen Formen des Einnässens können entweder vom Säuglingsalter an beibehalten worden sein – dann spricht man von »primärer Enuresis« –, oder sie sind nach zwischenzeitlich erworbener Reinlichkeit wieder aufgetreten, was mit »sekundärer Enuresis« bezeichnet wird.

Enuresis (Bettnässen) oder Harninkontinenz?

Der Vollständigkeit halber seien kurz die Formen des Einnässens, wie sie derzeit in der wissenschaftlichen Literatur angegeben werden, aufgezeigt. Dabei wird zwischen einer Enuresis und einer Harninkontinenz unterschieden.

Enuresis (Bettnässen) wird definiert als »jede normale, zumindest weitgehend vollständige Blasenentleerung am falschen Platz zur falschen Zeit von einem bestimmten Alter an«. Ein Lebensalter von fünf Jahren bzw. ein geistiges Intelligenzalter von vier Jahren wird im Allgemeinen als Grenze angesehen, von der an ein regelmäßiges oder häufiges nächtliches Einnässen als auffällig und behandlungsbedürftig anzusehen ist.

Harninkontinenz wird definiert als »jede Form von ungewolltem Harnabgang, der nicht durch eine normale Blasenentleerung zustande kommt«. Eine Harninkontinenz

ist Folge einer strukturellen Anomalie oder einer neurogenen, psychogenen oder funktionellen Störung, also einer Unregelmäßigkeit im nervlich-psychischen oder im körperlich-organischen Bereich. Sie hat Krankheitswert und bedarf der Behandlung durch einen Fachmann, also durch einen Arzt bzw. einen Psychologen.

Die Enuresis nocturna

Bei der Enuresis nocturna, dem Bettnässen, unterscheidet man folgende Formen:

> - **Primäre isolierte (monosymptomatische) Enuresis nocturna**
>   Das Kind war noch nie länger als sechs Monate nachts trocken, tagsüber ist das Wasserlassen unauffällig.
> - **Primäre symptomatische (nicht-mono-symptomatische) Enuresis nocturna**
>   Das Kind war noch nie länger als sechs Monate nachts trocken, tagsüber ist das Wasserlassen auffällig. Es liegt also kein echtes Bettnässen, sondern eine Harninkontinenz vor! Das Kind entleert

Die Zahl der Bettnässer nimmt mit zunehmendem Lebensalter nur langsam ab. Jungen sind häufiger betroffen als Mädchen.

entweder zu häufig zu kleine Urinmengen, zeigt »Haltemanöver« – beispielsweise Überkreuzen der Beine, Druck mit den Händen oder beim Hocken mit der Ferse gegen die Harnröhre – hat Schwierigkeiten beim Entleeren der Blase oder erreicht durch psychische Verweigerungshaltung einen Aufschub des Toilettenganges. Tagsüber nässt das Kind trotz dieser Auffälligkeiten nicht ein.

■ **Sekundäre Enuresis nocturna (isolierte oder symptomatische Form)**
Das Kind war bereits längere Zeit – wenigstens drei bis sechs Monate – trocken; es liegt ein Rückfall vor.

Am häufigsten tritt die Enuresis nocturna, also das nächtliche Bettnässen, auf – ein Problem, das Ihr Kind mit Ihrer Hilfe und mit Hilfe des Programms in diesem Buch erfolgreich bewältigen kann.

Häufigkeit des Bettnässens

Den meisten Familien ist nicht bekannt, dass das nächtliche Einnässen bei Kindern, die das Schulalter erreicht haben oder älter sind, recht häufig vorkommt. Wissenschaftliche Untersuchungen in verschiedenen Ländern haben gezeigt, dass noch etwa neun bis elf Prozent der Erstklässler unter diesem Problem leiden. Die Zahl der Bettnässer – auch das wurde festgestellt – nimmt mit zunehmendem Lebensalter nur langsam ab. Für 10-Jährige wird eine Häufigkeit des Bettnässens von etwa fünf Prozent angegeben. Und noch etwa ein Prozent der 18-Jährigen leidet in unserem Kulturkreis unter Bettnässen.

Das Bettnässen tritt in allen Altersstufen bei Jungen häufiger als bei Mädchen auf. Auch während der Phase des Trockenwerdens (zweites bis fünftes Lebensjahr) sind Mädchen den Jungen »überlegen« und vollziehen diesen Entwicklungsschritt eher. So gibt eine wissenschaftliche Quelle an, dass unter den untersuchten Kindern im Alter von drei Jahren 16 Prozent der Jungen, aber bereits 22 Prozent der Mädchen nachts trocken waren. Im Alter von fünf Jahren zeigten 86 Prozent der Jungen und 89 Prozent der Mädchen nachts kein Einnässen mehr. In anderen Quellen wird bei Bettnässern ein Verhältnis von Jungen zu Mädchen mit 3:2 oder 2:1 angegeben.

Ferner ist ein primäres Bettnässen (d. h., das Bettnässen besteht kontinuierlich seit der Geburt) häufiger zu finden als ein sekundäres Bettnässen (also ein Rückfall nach einer längeren Phase konstanter Trockenheit). Ist eine lange Phase des Trockenseins erst einmal erreicht, kommt ein Rückfall selten vor.

Wider Erwarten zeigen weniger als zehn Prozent aller Bettnässer eine organische Erkrankung.

Eine Enuresis lässt sich andererseits auch nicht generell auf seelische Konflikte zurückführen. Die meisten Wissenschaftler gehen davon aus, dass es sich vielmehr um eine anlagebedingte Reifungsverzögerung handelt, bei der mehrere Faktoren zusammenwirken. Oft weisen solche Kinder leichte feinneurologische Störungen auf; ihr Wachstum kann etwas verzögert sein, ebenso die motorische Entwicklung. Sie sprechen oft etwas später und gehen auch später als ihre Altersgenossen aufs Töpfchen. Ihre Schlaftiefe ist dagegen außerordentlich hoch.

Erbfaktoren spielen offensichtlich eine Rolle. War ein Elternteil eines Kindes Bettnässer, so ist mit 40-prozentiger Wahrscheinlichkeit davon auszugehen, dass das Kind ebenfalls nachts einnässt. Und was wird dabei vererbt? Es ist die Anlage zu einer verzögerten Reifung der Blasenkontrolle.

Das Erlernen der Blasenkontrolle

Ich werde Ihnen im nun folgenden Kapitel eine Übersicht über den **normalen** Erwerb einer sicheren Blasenkontrolle geben, denn in der Regel fragen junge Eltern sich spätestens im zweiten Lebensjahr ihres Kindes:

- Wann ist es an der Zeit, etwas zu tun, damit unser Kind rechtzeitig sauber und trocken wird?

- Was heißt »rechtzeitig« sauber und trocken werden?

- Wie unterstützen wir unser Kind, damit es diese wichtigen Entwicklungsschritte schafft?

- Wie leiten wir unser Kind richtig an, ohne es unter Druck zu setzen?

Das sind die häufigsten Fragen, die sich Eltern stellen.

Die Eltern aber, die selbst als Kinder unter dem Bettnässen gelitten oder in deren Familien nahe Verwandte (Eltern, Geschwister und/oder Kinder von Geschwistern) unter diesem Problem leiden oder gelitten haben, werden sich besonders früh Gedanken zur Reinlichkeitserziehung ihres Kindes machen. Denn sie haben den Wunsch, ihrem Kind ein Bettnässer-Schicksal zu ersparen.

Da Sie bereits gelesen haben (s. Seite 21), dass die Wissenschaftler heute als Ursache des Bettnässens eine anlagebedingte Reifungsverzögerung und eine Aufwachstörung angeben, werden Sie sich fragen, wie Sie

In den ersten Lebensjahren lernen Kinder unglaublich viel.

Ihr Kind in seiner Entwicklung so fördern können, dass es spätestens am Ende seines fünften Lebensjahres endgültig trocken ist.

Ihnen ist bekannt, dass ein Kind, welches im Bereich der Motorik oder der Sprache in seinen ersten Lebensjahren eine zu langsame Entwicklung zeigt, gefördert werden kann, so dass es die Entwicklungsverzögerung überwindet. Krankengymnasten beziehungsweise Sprachtherapeuten üben mit dem Kind und zeigen den Eltern, mit welchen Übungen, die zu Hause regelmäßig durchgeführt werden sollen, das Kind in seiner Entwicklung unterstützt werden kann. Warum sollte eine Förderung nicht auch bei einer Entwicklungsverzögerung auf dem Gebiet der Blasenkontrolle möglich sein? Sie ist es! Aber sie sollte erst begonnen werden, wenn sich zeigt, dass das Kind seine Entwicklungsschritte nicht altersgerecht aus eigenem Antrieb macht.

So wird ein Kind normalerweise sauber und trocken

Ist es nicht ein rechtes Wunder, wie selbstverständlich unsere Kinder in ihren ersten Lebensjahren meist lernen, sehr viele Dinge selbstständig zu tun, wie zu essen, zu laufen, zu sprechen, sauber und trocken zu werden, Gedanken selbst zu entwickeln oder nachzuvollziehen und eine eigene Kreativität zu entwickeln? Sie schaffen diese Schritte, wenn wir ihnen Vorbild sind, sie ihren Anlagen entsprechend sich entwickeln lassen und sie mit unserem Lob, unserer Anerkennung bei kleinen Erfolgen belohnen.

Auch für das Sauber- und Trockenwerden trägt ein Kind Informationen in sich, die es befähigen, in seinen ersten Lebensjahren Schritt für Schritt eine bewusste Kontrolle über den Darm und die Blase zu erlangen.

Da dieses Buch sich mit dem Erwerb einer sicheren Blasenkontrolle beschäftigt, soll folgender kurzer Hinweis zur Darmkontrolle genügen:

Die Darmkontrolle

Ein Kind wird in der Regel problemlos bis zum Ende seines dritten Lebensjahres lernen, seinen Darm zu kontrollieren. Die Darm-Kontrolle klappt meist schon vor der Blasen-Kontrolle. Dafür gibt es Gründe:

Die Darmentleerung kündigt sich langsam und oft zur gleichen Tageszeit an, so dass das Kind lernen kann, diese immer wiederkehrenden Körperempfindungen (Rumoren im Bauch, Druck im Enddarm) bewusst wahrzunehmen und mit dem nun sicher folgenden Absetzen von Stuhl in die Windel in Verbindung zu bringen. Da die volle Windel meist als unangenehm empfunden wird, ist das Kind schnell bereit, sein großes Geschäft mit der Hilfe eines Elternteils in ein Töpfchen oder die Toilette zu machen. Vorbild und Lob der Eltern fördern das Erreichen dieses Ziels. Außerdem wird der Darm viel seltener entleert als die Blase; also ist die Gefahr, dass etwas schief geht, auch viel geringer.

Die volle Blase kann sich im Gegensatz zum gesunden Darm ganz plötzlich sehr stark bemerkbar machen oder auch nach kurzem Druckgefühl dann doch wieder etwas in den Hintergrund treten, so dass eine Entleerung nicht unbedingt zwangsläufig erfolgen muss. Wenn eine Körperempfindung regelmäßig in gleicher Art auftritt und eine sichere Folge nach sich zieht, wird sie leichter vom Bewusstsein aufgenommen, d. h. gelernt, als wenn eine Körperempfindung in ihrer Stärke und Qualität stark wechselt.

Etwa 90% aller Kinder sind um ihren dritten Geburtstag herum sauber.

Die Blasenkontrolle

Etwas länger Zeit lassen darf sich ein Kind damit, trocken zu werden – besonders, nachts trocken durchzuschlafen oder bei voller Blase wach zu werden und zur Toilette zu gehen (s. Seite 19).

In meinen Therapiestunden, in denen ich Kindern mit dem Problem des Bettnässens einen Weg zeige, ihre Blase immer besser sicher zu kontrollieren, sage ich den Kleinen oder auch Großen, dass wir als Säuglinge »alle einmal Bettnässer waren«. Wenn dieser Satz auch eigentlich nicht ganz richtig ist – im Säuglingsalter spricht man nicht von Bettnässen –, so steckt in ihm doch eine ganz wichtige und richtige Aussage, die bettnässenden

Kindern viel Mut macht und Hoffnung gibt: Kein Mensch besitzt eine sichere Blasenkontrolle, wenn er geboren wird. Jeder von uns hat diese erst im Laufe seiner ersten Lebensjahre erworben. Für die Eltern eines sich etwas langsam entwickelnden Kindes und für ein bettnässendes Kind bedeutet dieser Satz: Das Kind ist weder krank noch böse, sondern hat etwas noch nicht gelernt, das die meisten Kinder seines Alters bereits beherrschen. In der Regel ist der junge Patient, wenn er solche Worte hört, sehr gern bereit, mitzuarbeiten, um schnell zu lernen, was er oder sie bisher nicht gelernt hat.

Jetzt werden Sie mir die Frage stellen: »Welche Schritte lernt ein Kind normalerweise in welchem Alter, wenn es altersgerecht eine sichere Blasenkontrolle erwirbt?«

Meine Antwort darauf lautet:

> Jedes Kind hat seinen eigenen Rhythmus, in dem es wächst, gedeiht und lernt. So kann es auch für das Erlernen der Blasenkontrolle kein festes Schema geben, nach dem ein Kind seine Fortschritte zu machen hat. Viele Faktoren – ererbte, reifungsbedingte, psychische und soziale – spielen dabei eine Rolle.
>
> Aus dem Entwicklungsverlauf, den die meisten Kinder zeigen, lassen sich aber als Richtlinien Durchschnittswerte ermitteln, die ich Ihnen nennen will.

Die Entwicklung der ansteigenden Blasenkapazität, der abnehmenden Entleerungshäufigkeit, der Wahrnehmung des Harndranges und schließlich der willentlichen Kontrolle der Blasenentleerung verläuft im Großen und Ganzen folgendermaßen:

Viele kleine Entwicklungsschritte führen zum großen Erfolg

Beim Säugling erfolgt die Entleerung der Blase durch reflektorisch ausgelöste Kontraktionen, also durch unwillkürliches Zusammenziehen der Blase, wenn ein bestimmter Füllungsgrad erreicht ist. Diese Entleerungen können 15- bis 20-mal, bei manchen Säuglingen sogar

noch etwas häufiger auftreten. Sie werden vom jungen Säugling nicht wahrgenommen. Das passt zu Ihrer Beobachtung, dass die Windel Ihres noch jungen Kindes, wann immer Sie das Baby gewickelt haben, nass war, nicht wahr?

In den folgenden Lebensmonaten nimmt die Anzahl der Blasenentleerungen langsam ab, weil das Fassungsvermögen der Blase, bevor sie sich reflektorisch zusammenzieht, zunimmt. Erst im zweiten Lebensjahr entwickelt ein Kind ein Gefühl für den Harndrang. Die Leitungsbahnen des Nervensystem müssen gereift sein, bevor das Kind Signale von der gefüllten Blase, d. h. von der angespannten Blasenwand und dem unter Druck geratenen Blasenschließmuskel, empfangen kann. Vielleicht erleben Sie, dass Ihr Kind in diesem Lebensalter plötzlich etwas unruhig wird oder umher trippelt. Vielleicht steht es kurz darauf ganz still da und scheint in sich hineinzuhorchen. Manchmal hebt ein Kind in diesem Moment sein Fingerchen hoch und sagt: »ssss ...« oder es hockt sich hin. Damit zeigt es Ihnen, dass es die Entleerung seiner Blase wahrnimmt. Dies ist der Moment, von dem an Sie kleine Schritte zur Unterstützung Ihres Kindes in seinem Bemühen um eine Blasenkontrolle tun dürfen.

Wie kann nun Ihre Hilfe aussehen? Zeigen Sie durch Sätze wie: »Jetzt kommt das Pipi, nicht wahr? Fein, dass du es gemerkt hast!« die Freude darüber, dass das Kind die Blasenentleerung wahrgenommen hat. Aber erschrecken Sie es nicht, indem sie versuchen, schnell die Windel herunterzuziehen, um noch einen Urinrest ins Töpfchen oder die Toilette fließen zu lassen. Ihr Kind hat noch sehr viel Zeit, um die Blasenkontrolle zu erlernen. Sie können in Ruhe abwarten. Geduld und Zuversicht sind jetzt angebracht, denn Ihr Kind hat den ersten Entwicklungsschritt geschafft, und das endgültige Trockenwerden braucht seine Zeit!

Auch wenn Ihr Kind schon fast zwei Jahre oder sogar noch etwas älter ist und bereits kleine Sätze sprechen kann, sollten Sie bei der Mitteilung, dass es soeben in seine Hose gemacht hat, nicht empört oder vorwurfsvoll reagieren. Machen Sie sich klar, dass Ihr Kind auf dem richtigen Weg ist. Es merkt, dass in seinem Körper etwas Besonderes vor sich geht. Ihm fehlen in diesem Alter noch weitere Reifungsschritte. Das efferente System des

Ein Kind dieses Alters ist noch zu jung für ein Sauberkeitstraining.

Zentralnervensystems – die Nervenbahnen, die vom Gehirn zur Blase führen – muss noch weiter reifen. Erst wenn auch dieser Schritt geschafft ist, wird Ihr Kind über diese Leitungswege den Schließmuskel am Blasenausgang fest zuhalten können, wenn es einen Harndrang verspürt und die Blasenentleerung hinausschieben will, bis es eine Toilette erreicht hat. Zum jetzigen Zeitpunkt kann es diese Leistung in der Regel noch nicht erbringen. Sie können aber Ihrem Kind erzählen, dass es nun bald wie Mama und Papa sein Pipi in die Toilette laufen lassen kann. Vielleicht möchte es dies in den nächsten Tagen sogar ganz freiwillig einmal probieren. Aber Vorsicht,

üben Sie keinen Druck aus, erzwingen Sie nichts! Mehr als das Angebot »Komm, wir versuchen jetzt einmal, ob du schon Pipi in dein Töpfchen machen kannst« sollten Sie nicht machen. Mag Ihr Kind nicht, so lassen Sie es bitte in Ruhe. Mag es heute und hat es Erfolg, so loben Sie Ihr Kind, aber seien Sie bitte nicht enttäuscht, wenn es schon morgen nichts mehr vom Töpfchen wissen will. Es ist nicht wichtig, dass Ihr Kind sich möglichst früh für seine Blasenentleerung interessiert. Ein begeisterter Topfsitzer wird nicht unbedingt früher endgültig trocken werden, als ein gleichaltriges Kind, das sich gegen jedes Topfsitzen wehrt.

Der Mutterstolz auf trockene Windeln und ein Kind, das sich prächtig und schnell entwickelt, war und ist manchmal ein Grund für übertriebene Sauberkeitserziehung.

Frühes Sauberkeitstraining – ja oder nein

Dass ein frühes Sauberkeitstraining nicht zu einem frühen Trockenwerden des Kindes führt, zeigt eine wissenschaftliche Untersuchung aus der Schweiz. In ihr wurde ausgewertet, in welchem Alter Kinder aus den 1950er-Jahren, die damals ein frühes Sauberkeitstraining erlebt hatten, trocken wurden. Diese Werte wurden mit denen von Kindern aus den 1970er-Jahren verglichen, einer Zeit, in der das Erziehungsverhalten der Eltern sich nicht

zuletzt durch die Einführung von Wegwerfwindeln derart verändert hatte, dass die Kinder kein besonderes und frühes Sauberkeitstraining erhielten. In der Studie zeigte sich, dass ein früher Beginn des Sauberkeitstrainings nicht zu einem frühen endgültigen Trockenwerden führt. In beiden Gruppen wurden die Kinder durchschnittlich mit 30 Monaten trocken (tags mit 28 Monaten, nachts mit 33 Monaten).

Als Lohn für ihre große Mühe hatte ein Teil der Mütter, die ein frühes Sauberkeitstraining durchführten, lediglich erreicht, dass ihre Kinder tags zwischen dem 18. und 24. Lebensmonat trocken wurden, nachts aber keinen Unterschied zu den Kindern der 1970er-Jahre zeigten. In späterem Alter, mit fünf Jahren, hatten sich alle Unterschiede ausgeglichen.

Ein strenges Erziehungsverhalten verhilft nicht zum Erreichen des angestrebten Ziels, sondern bewirkt oft eher das Gegenteil.

Wie eine andere wissenschaftlichen Studie zeigen konnte, tritt Bettnässen häufiger nach einem sehr frühen Beginn der Sauberkeitserziehung auf. Dabei wird aber nicht das eigentliche Sauberkeitstraining als vielmehr der strenge Erziehungsstil dieser Eltern, die ein frühes Sauberwerden erreichen wollen, als eine Ursache für das spätere Bettnässen angesehen. Durch die in diesen Familien häufiger auftretenden Beziehungsprobleme zwischen Kind und Eltern werden weite Teile der kindlichen Entwicklung belastet, so dass oft das Gegenteil von dem erreicht wird, was angestrebt wurde.

Glücklicherweise hat sich die heutige Elterngeneration überwiegend von dem Druck frei gemacht, der über viele Generationen weitergegeben wurde, von der irrigen Annahme nämlich, dass die Mutter ihre Fähigkeit in der Erziehung durch ein frühes Sauberwerden ihres Kindes beweisen müsse.

Ich möchte hier anmerken, dass in früheren Zeiten recht junge Kinder häufig in regelmäßigem Rhythmus tags und auch nachts »abgehalten« wurden, d. h., sie wurden zur Blasenentleerung animiert zu einem Zeitpunkt, der vor der spontanen Entleerung lag. Das war für die Eltern günstig, denn so konnten sie meist ein Einnässen der

Kleidung oder des Bettes verhindern. Die trockenen Windeln eines solchen Kindes waren aber nicht der Beweis dafür, dass dieses Kind eine Blasenkontrolle erlernt hatte und diese erfolgreich anwenden konnte, sondern sie waren die Belohnung der Eltern für das »Abfangen« des Urins. Rufen wir uns in Erinnerung, dass früher nur Stoffwindeln benutzt wurden, die gewaschen werden mussten. Den Eltern standen aber nicht moderne Waschmaschinen und Trockengeräte zur Verfügung. So fällt es sicher leichter zu verstehen, dass Eltern nicht nur unter dem Druck der Großeltern diesen Weg gingen, sondern im frühen regelmäßigen »Abhalten« des Kindes eine Arbeitsersparnis und einen Zeitgewinn erlebten.

Wie verläuft der Weg von der rein reflexmodulierten Blasenkontrolle im frühen Kindesalter zur bewussten Kontrolle der Blase im Schul- und Erwachsenenalter weiter?

Welche Entwicklungsschritte muss das Kind noch schaffen, bevor es eine ausgereifte Blasenkontrolle besitzt?

Kann Ihr Kind bereits den Harndrang wahrnehmen, so wird es als nächsten Schritt lernen, diesen so frühzeitig wahrzunehmen und anzugeben, dass genügend Zeit bleibt, um die Kleidung zu entfernen und auf ein Töpfchen oder die Toilette zu gehen.

Lernen heißt üben. Wer übt, dem misslingt auch noch häufiger etwas. Also haben Sie Geduld, wenn die Meldung des Harndranges von Ihrem Kind zu spät kommt. Ihr Kind wird stolz sein und sich weiter bemühen, wenn Sie auch das »Fast-geschafft« lobend erwähnen. Keinesfalls sollten Sie eine negative Äußerung tun, auch dann nicht, wenn Ihr Kind auf eigenen intensiven Wunsch hin tags keine Windelhose mehr trägt und Sie nun wirklich

Die Aussicht, noch mehr Wäsche mühselig von Hand waschen zu müssen, mag in früheren Zeiten manche Eltern zu drakonischen Mitteln veranlasst haben, um ein Bettnässen ihres Sprösslings abzustellen.

Das Erlernen der Blasenkontrolle ist nur eine von vielen Anforderungen, die dem Kind in seiner Entwicklung gestellt werden. Meist meistert es diese Anforderung schnell und problemlos, bei manchen Kindern jedoch kann es länger dauern.

seine Kleidung waschen müssen. (Der Übergang von der noch tags getragenen Windelhose zur Unterhose liegt durchschnittlich bei 2,4 Jahren. Nachts tragen Kinder dieses Alters in der Regel noch eine Windelhose.)

Kehren Sie nicht gleich nach gelegentlichen Fehlversuchen zum ständigen Tragen der Windel zurück. Vielleicht besprechen Sie mit ihrem Kind, wann es besser ist, auch tags noch einmal eine Windel anzuziehen, weil Sie z.B. unterwegs sein werden und das Wäschewechseln sehr umständlich wäre, und wann es mutig trainieren darf. Wenn Sie Ihrem Kind sagen, »Es ist noch kein Meister vom Himmel gefallen. Wir üben noch ein wenig, du schaffst es bestimmt bald!«, wird es auch nach einer kleinen Panne zuversichtlich bleiben.

Es gehört zu den Erfahrungen einer jeden Familie mit Kindern, dass das Kind vor einem kleinen Ausflug erklärt, es brauche wirklich nicht zur Toilette. Kaum sitzt es im Auto oder ist die Familie ein Stückchen spazieren gegangen, so muss das Kind ganz dringend.

Was ist der Hintergrund dieses Geschehens, das gelegentlich besonders Väter wütend macht? Hätte das Kind zu Hause nicht auf die Toilette gehen können, war es nur zu bequem dazu?

Nein, viele Kinder dieses Alters können ihre Blase nur willentlich entleeren, wenn sie wirklich voll ist. Es gehört ein weiterer Entwicklungschritt dazu, dass das Kind eine wenig gefüllte Blase sozusagen vorsorglich zu Hause entleeren kann, bevor die Familie das Haus verlässt. Ich habe Ihnen ja gesagt, dass es große Schwankungsbreiten hinsichtlich des Zeitpunktes gibt, zu dem ein Schritt geschafft sein soll. Deshalb werden Sie verstehen, dass es durchaus Dreijährige gibt, die auf Aufforderung in der Regel fast zu jeder Zeit etwas Urin lassen können, aber auch Vierjährige, denen dies nicht möglich ist. Bleiben Sie ruhig, wenn Ihr Kind nicht zu den Frühentwicklern gehört.

Zu dem Zeitpunkt, zu dem Kinder ihren Harndrang eine kurze Zeit hinausschieben können, wenn gerade keine Toilette erreichbar ist, und zu dem sie auch eine wenig gefüllte Blase auf Wunsch entleeren können, schlafen die meisten Kinder auch nachts entweder trocken durch oder sie werden durch die Signale der gefüllten Blase geweckt, gehen zur Toilette und können danach schnell wieder einschlafen. Damit haben sie das Ziel, eine sichere Blasenkontrolle zu besitzen, erreicht.

Wer eine sichere Blasenkontrolle besitzt, beherrscht folgende Dinge:

- Rechtzeitige Wahrnehmung des Harndrangs, so dass ausreichend Zeit bleibt, zur Toilette zu gehen, ohne die Wäsche zu befeuchten

  Klartext: Ich merke, ich muss mal und kann noch in Ruhe zur Toilette gehen, ohne dass meine Hose nass wird.

- Bei gefüllter Blase: Verzögerung des notwendigen Gangs zur Toilette, Zurückhaltung des Harns eine kurze Zeit lang

  Klartext: Ich bin in der Stadt und muss mal, eine Toilette ist nicht da, ich kann einhalten!

- Willentliche Entleerung des Harns sowohl bei stark gefüllter als auch bei schwach gefüllter Blase; ein Entleeren der Blase ohne Harndrang kann einen in der Folgezeit unerwünschten, da ungelegen kommenden Harndrang verhindern

  Klartext: Bevor ich aus dem Haus gehe oder verreise, gehe ich auf die Toilette, denn eine leere Blase wird nicht so schnell voll!

- Durchschlafen ohne Toilettengang bzw. Aufwachen bei stärkerer Blasenfüllung durch Harndrang und Verzögerung des Wasserlassens bis zum Erreichen der Toilette

  Klartext: Ich schlafe nachts durch oder werde rechtzeitig wach, wenn ich nachts mal muss.

Die Ursachen des Bett- nässens

So versteckt die Ursachen für das Bettnässen sein können, so sicher hat es einen
Grund, der meist außerhalb einer organ-
bedingten Beeinträchtigung liegt.

Nach dem heutigen Wissensstand »liegen
der isolierten Enuresis nocturna Regula-
tionsstörungen des Zentralnervensystems
mit noch nicht vollständig geklärten genetischen, neuroendokrinen, neurophysiolo-
gischen und neuropsychologischen Aspek-
ten zugrunde« (A. von Gontard, 2001),
d. h., genetische, umweltbedingte, soma-
tische und psychische Faktoren bedingen
oder beeinflussen die verzögerte Reifung
der Blasenkontrolle.

Entsprechend den beispielsweise im frühen
Kindesalter bei manchen Kindern auftretenden Sprachauffälligkeiten oder leichten
motorischen Retardierungen ist das isolierte Bettnässen zu den Entwicklungsstö-
rungen zu zählen.

Der aktuelle Forschungsstand

Das Erlangen einer perfekten Blasenkontrolle ist ein Reifungsprozess, der, wie bereits erwähnt, langsam in den ersten Lebensjahren erworben wird. Er wird von vielen endogenen (d. h. in der Person des Kindes gelegenen, also biologischen) und exogenen (außerhalb des kindlichen Organismus liegenden, z. B. familiären, soziokulturellen) Faktoren beeinflusst.

Im Folgenden erfahren Sie, welche Faktoren diskutiert werden und ob sie eine ursächliche Bedeutung für das Auftreten des Bettnässens haben.

Die Rolle der Vererbung

Zahlreiche Untersuchungen in vielen Ländern haben gezeigt, dass das Bettnässen neben sporadischem Auftreten in manchen Familien gehäuft vorkommt, so dass eine genetische Komponente als gesichert angenommen wird. Letzte Klarheit über den Erbgang, über beim Bettnässer veränderte Gene und über deren genaue Lage auf den Chromosomen fehlt noch. So bleibt noch zu erforschen, in welchen Strukturen die Informationen über die beim Bettnässen von der Norm abweichenden Entwicklungsschritte enthalten sind.

Das Ergebnis einer Untersuchungen lautet: Waren beide Eltern früher Bettnässer, so findet man bei 77 Prozent ihrer Kinder ein Bettnässen; war nur ein Elternteil Bettnässer, so sind 44 Prozent der Kinder betroffen. War kein Elternteil betroffen, so zeigen etwa 15 Prozent der Kinder Bettnässen.

Auch aus der Zwillingsforschung liegen Ergebnisse vor, die besagen, dass bei eineiigen Zwillingen Bettnässen signifikant häufiger bei beiden Kindern gefunden wurde, als dies in der Gruppe der zweieiigen Zwillinge der Fall war. Doch handelt es sich dabei um relativ kleine Untersuchungsreihen, so dass die Aussagekraft dieses Ergeb-

Die Vererbungsforschung scheint eine gewisse genetisch bedingte Neigung zum Bettnässen zu bestätigen, was jedoch nicht eine unverrückbare Manifestierung des Problems bedeutet.

nisses mit Vorsicht zu betrachten ist. Dennoch scheinen alle Untersuchungen einen gewissen genetischen Einfluss auf das Auftreten des Bettnässens zu bestätigen.

Der Einfluss der Hormone

Viele Eltern eines bettnässenden Kindes haben beobachtet, dass ihr Kind nachts ein- oder mehrmals sehr große Urinmengen entleert. »Das Bett schwimmt« – so oder ähnlich lautet die Antwort auf die Frage, wie stark denn das Kind einnässe.

Auf die Produktion der Urinmenge wirkt sich u. a. die in unserem Körper jeweils vorhandene Menge eines Hormons, des antidiuretischen Hormons (ADH), aus. Wie Untersuchungen zeigten, lässt sich bei nicht einnässenden Personen in der Nacht ein Anstieg dieses Hormons nachweisen, der bei vielen Bettnässern nicht zu finden ist. Das Hormon verringert die Produktion der Urinmenge dadurch, dass es in der Niere eine vermehrte Wasserrückaufnahme bewirkt. Die Abfallprodukte unseres Stoffwechsels müssen somit in der Nacht, in der die größere Menge an vorhandenem ADH eine stärkere Wasserrückresorption in der Niere verursacht, in einer relativ kleinen Urinmenge gelöst ausgeschieden werden. Der Urin ist am Morgen dunkler, also konzentrierter. Umgekehrt bedeutet dies, dass bei geringerem Vorhandensein von ADH größere Urinmengen gebildet werden. Die Konzentration der Abfallprodukte pro Liter Urin nimmt ab, und der Urin erscheint hell, fast wasserähnlich. Bei den Bettnässern, die keinen Anstieg des Hormons während der Nacht aufweisen, wird nachts die Urinproduktion nicht gebremst. Das Verhältnis von Tagesurinmenge zu Nachturinmenge beträgt dann etwa 1:1 oder 1:2 und nicht wie bei Vorhandensein eines nächtlichen Hormonanstieges 2:1. Der ausgeschiedene Urin zeigt infolge seiner geringen Konzentration eine helle Farbe.

Ein synthetisches Hormon

Die Kenntnis dieser Wirkung des Hormons ADH ließ die Forscher nach einem synthetischen, die Urinproduktion hemmenden Hormon suchen. Desmopressinacetat (DDAVP-Minirin®) ist ein solcher Stoff, der als Medikament beim Diabetes insipidus eingesetzt wird. Auch beim bettnässenden Kind kann dieses Medikament die nächtlich produzierte Urinmenge verringern und dem Patienten damit eine Chance geben, die geringere Urinmenge in der Blase speichern zu können. (Näheres dazu auf Seite 42 f.)

Teilaspekt ADH-Rhythmik

Die Störung der ADH-Rhythmik findet man nicht bei allen Bettnässern, bei älteren bettnässenden Kindern seltener und in geringerem Ausmaß als bei jüngeren. Da diese Rhythmik sich in den ersten Lebensjahren entwickelt, wird angenommen, dass beim Bettnässen wahrscheinlich eine Verzögerung im Auftreten dieser Rhythmik vorliegt, die während der Behandlung, aber gelegentlich auch spontan aufgeholt werden und damit verschwinden kann.

Da der fehlende Anstieg des antidiuretischen Hormons und damit eine große Urinproduktion zur Nachtzeit auch bei einigen Kindern beobachtet werden konnten, die nicht einnässten (diese Kinder werden nachts wach und entleeren ihre Blase oder sind in der Lage, durch Entspannung der Blasenwand im Schlaf das Fassungsvermögen der Blase stark zu vergrößern), kann die große nächtliche Urinmenge nicht die wichtigste oder alleinige Ursache des Bettnässens sein.

Welche Rolle spielen der sehr tiefe Schlaf und eine Aufwachstörung?

Eltern eines Bettnässers berichten in der Regel, dass ihr Kind sehr fest schlafe und nur schwer weckbar sei. Wissenschaftliche Untersuchungen haben die Beobachtungen bestätigt, dass Bettnässer schwerer weckbar sind als nicht einnässende Kontrollpersonen. Die Folge ist, dass das einnässende Kind den von seiner gefüllten Blase ausgehenden Reiz nicht wahrnimmt und folglich auch nicht aufwachen kann. Steigt der Druck in der Blase weiter an, so wird die Verschlusskraft des Schließmuskels am Blasenausgang überwunden, und es findet eine Blasenentleerung statt.

Es stellt sich die Frage, welche neurobiologische Grundlage hat dieser Vorgang? Wir wissen heute, dass es in unserem Gehirn ein Miktionszentrum gibt (für das Kind ist dies in seinem Übungsprogramm Max I, der sich mit Max II unten an der Blase abspricht), von dem aus erregende und bremsende Wirkungen auf die Blasenfunk-

Im sehr tiefen Schlaf kann es durchaus sein, dass eine Blasenentleerung unbemerkt vor sich geht.

tion ausgelöst werden können. Diese Wirkungen können nicht nur beim Wachsein, gesteuert von den Kontrollfunktionen unserer Hirnrinde, sondern auch im Schlaf aktiv auf die Blasenfunktion ausgeübt werden. Damit solche Mechanismen während des Schlafes wirksam werden, müssen auch im Schlaf die sensorischen Informationen zum Füllungsgrad der Blase richtig wahrgenommen und verarbeitet werden (im Übungsprogramm des Kindes heißt das: Max II muss aufpassen und rechtzeitig an Max I melden, dass die Blase gleich voll sein wird und das Kind geweckt werden soll). Wenn nun die Reifung dieser sensorischen Leitungsbahnen verzögert eintritt (d. h. die Mäxe schreckliche Schlafmützen sind und ihre Pflicht nicht tun), so ist darin eine Ursache dafür zu sehen, dass bei bettnässenden Kindern keine ausreichende Hemmung der Blasenentleerung im Schlaf stattfindet. Bei ihnen erfolgt die Blasenentleerung wie physiologischerweise bei jüngeren Kindern, die noch keine ausgereifte Blasenkontrolle erworben haben, ohne Inhibition, d. h. unwillkürlich.

Durch die Schlafforschung konnte in mehreren Untersuchungsreihen die Erkenntnis gesichert werden, dass Einnässen entgegen der landläufigen Annahme von Traumphasen unabhängig ist. Es tritt in allen Schlafstadien, nicht nur im Tiefschlaf, auf. Der Einnässzeitpunkt liegt meist in den Abendstunden. *nur*

Tiefer Schlaf spielt klinisch zwar eine bedeutende Rolle für das Nichtwahrnehmen des Urinabganges, aber die Schlafstadien sind beim bettnässenden Kind nicht verändert.

Eltern fragen oft, warum ihre Kinder trotz der unangenehmen Nässe und Kälte des Urins im Bett nicht aufwachen, warum sie regelrecht schwer weckbar sind? Wir wissen heute durch Schlaf-EEG und -Zystometrieuntersuchungen (Hirnstrommessungen und Messungen des Blaseninnendruckes) an jungen und älteren Kindern, dass sich im Schlaf der Wachheitsgrad (Arousel), der ein »innerer Erregungszustand« ist, beim jungen Kind mit steigender Blasenfüllung nicht, beim älteren Kind jedoch deutlich verändert. Ein Kind unter zwei Jahren zeigt auf eine zunehmende Blasenfüllung im Schlaf im EEG kein Zeichen einer Aktivierung. Bei einem älteren Kind zeigt sich eine Veränderung des Schlaf-EEG-Musters durch Reize in Abhängigkeit von Alter, Stärke des Reizes und Schlaftiefe. Bei bettnässenden Kindern ließ sich nachweisen, dass trotz zunehmender Blasenfüllung und initialer Detrusor-Aktivität (beginnende Aktivität des die Blasenwand anspannenden Muskels) entweder kein Wechsel vom Tiefschlaf in einen leichteren Schlaf eintrat oder ein unzureichender Wachheitsgrad erreicht wurde. Dementsprechend ist von einer schweren (bei etwa 10 % der Bettnässer) oder leichten (bei etwa 60 % der Bettnässer) Aufwachstörung (Arousel-Dysfunktion)die Rede. Diese Dysfunktion wird als zentrale Regulationsstörung zwischen Wach- und Schlafzentrum des Gehirns angesehen und nicht als Krankheit, sondern als zentralnervöse Entwicklungsunreife gedeutet, da diese Stadien in der normalen Entwicklung der Blasenkontrolle als Durchgangsstadien beim jungen Kind zu beobachten sind.

Liegt eine Blasenkrankheit vor?

Die Untersuchungen der Blasenfunktion von Kindern mit einem isolierten Bettnässen, die laut Definition (siehe Seite 18) tagsüber weder einnässen noch Miktionsauffälligkeiten zeigen dürfen, ergaben keinen Unterschied zu den Blasenfunktionswerten von Kindern, die nicht einnässen. Daraus ist zu schließen, dass die Blasenfunktion bei Kindern mit reinem Bettnässen normal abläuft.

Anders verhält es sich bei einem nur nachts einnässenden Kind, bei dem ein symptomatisches Bettnässen vorliegt. Obwohl dieses Kind am Tag trocken ist, zeigt es beim Wasserlassen Auffälligkeiten z. B. eine Drangsymptomatik (plötzlicher und sehr häufiger Harndrang), Anzeichen einer erschwerten Entleerung der Blase (verzögerter Beginn der Blasenentleerung, dünner oder stotternder Harnstrahl, Pressen beim Wasserlassen) oder Miktionsaufschub (sehr seltene Blasenentleerung). Diese Auffälligkeiten sind ein Hinweis auf eine gestörte Blasenfunktion, die durch einen Arzt abgeklärt und behandelt werden sollte.

Welchen Einfluss haben psychische Faktoren?

Häufig wird die Meinung vertreten, dass psychische Faktoren wie Wechsel der elterlichen Bezugsperson, Geschwisterrivalität, gestörte Mutter-Kind-Beziehung (besonders bei auffälliger Persönlichkeit der Mutter) Hauptursache einer bestehenden Enuresis sind. Da aber diese Faktoren nicht zwangsläufig ein Bettnässen, sondern häufig andere Verhaltensauffälligkeiten beim Kind nach sich ziehen, scheint ihre Bedeutung gegeben, nicht aber an erster Stelle zu stehen.

In Untersuchungsreihen konnte aber gezeigt werden, dass das Risiko für eine sekundäre Enuresis signifikant steigt, wenn sich belastende Ereignisse, so genannte »life events« (z. B. Spannung zwischen den Eltern, Ehescheidung, Krankheit oder Tod eines Familienmitgliedes, Arbeitslosigkeit u. Ä.), häufen. So kann das wieder auftretende Einnässen anzeigen, dass dieses Kind eine besondere Disposition aufweist, die es gegenüber Stressoren (psychischen Belastungen) mit dem Symptom des Einnässens (der sekundären Enuresis nocturna) reagieren lässt. Ein anderes Kind wird vielleicht auf starke psychische Belastung mit sozialem Rückzug oder auch aggressivem Verhalten, mit vermehrten asthmatischen Beschwerden oder einem Ekzemschub reagieren.

Die Blase, ein sensibles Organ

Als sensibles Organ reagiert die Blase auf seelische Spannungen, auf belastende, aber auch auf freudig-erregende (dazu die Fallbeschreibungen »Robert« ab Seite 144).

Es gilt als erwiesen, dass psychische Erkrankungen nicht zwangsläufig Bettnässen nach sich ziehen. Bettnässer zeigen gegenüber nicht bettnässenden Kindern keinen signifikanten Anstieg an psychischen Erkrankungen. Dennoch kann ein länger bestehendes Bettnässen psychische Schäden verursachen, weil das einnässende Kind sich in der Regel als Versager fühlt, die Familie sich des Einnässens und bald auch des Einnässers schämt und die Mutter häufig Ekel und Aggression gegenüber dem Kind empfindet.

Das ist ein besonders gewichtiger Grund dafür, nicht lange abzuwarten, sondern gemeinsam mit dem Kind an die Überwindung des Problems heranzugehen. Wenn das Kind Zuwendung erhält und Vertrauen spürt, gelingt es nicht nur schneller und besser, das nächtliche Einnässen einzuschränken und schließlich zu beseitigen – auch psychische Schäden werden so von Anfang an vermieden.

Ursache Wirbelsäulendeformierung?

Die Spina bifida occulta ist eine Leichtform einer Wirbelsäulenspaltbildung, bei der nur der Wirbelbogen gespalten ist, ohne dass eine Fehlbildung des Rückenmarks oder seiner Häute vorliegt. Da bei der schwereren Form der Missbildung eine normale Blasenfunktion meist lebenslang nicht möglich ist, lag die Annahme nahe, dass eine harmlose Leichtform dieser Störung eine Bedeutung für eine verzögerte Blasenkontrolle haben könnte.

Eine ursächliche Bedeutung der Spina bifida occulta für das nächtliche Einnässen ist aber nicht erwiesen; deshalb ist die Suche nach einer solch geringen Missbildung durch belastende Röntgenuntersuchungen meiner Meinung nach nicht angezeigt.

Die bisherigen Ausführungen zu den Ursachen des Bettnässens gelten dem reinen nächtlichen Einnässen, der primären isolierten, auch monosymptomatisch genannten Enuresis nocturna (PMEN), für die dieses Buch einen Behandlungsweg anbietet. Da aber ein Teil der bettnässenden Kinder (etwa 15–20 %) auch am Tag nicht zuverlässig trocken ist, möchte ich Ihnen das notwendige Wissen zum Thema »Einnässen am Tag« vermitteln.

Hat Ihr Kind dieses Problem, so lesen Sie die folgenden Abschnitte und finden Sie heraus, ob Ihr Kind eine oder mehrere der beschriebenen Auffälligkeiten zeigt. Bitte wenden Sie sich dann an Ihren Arzt. Er wird entscheiden, ob eine weitere Diagnostik nötig ist und welche Behandlung angestrebt werden soll.

Einnässen am Tag

Was sagt die Forschung zu den Ursachen des »Tagnässens«?

Beim Einnässen am Tag handelt es sich fast ausschließlich nicht um eine Enuresis, sondern um eine Harninkontinenz, die, wie bereits auf Seite 18 erwähnt, als »jede Form von ungewolltem Harnabgang, der nicht durch eine normale Blasenentleerung zustande kommt« definiert wird.

Eine Harninkontinenz ist Folge einer strukturellen Anomalie im renalen/urogenitalen Trakt oder einer neurogenen, psychogenen oder funktionellen Störung.

Bei allen Formen des Einnässens ist es notwendig abzuklären, welche Ursachen dem Einnässen zugrunde liegen. Dazu dient die Basisdiagnostik.

Nächtliches Einnässen zusammen mit einer unauffälligen Basisdiagnostik erlaubt die Diagnose eines isolierten Bettnässens, des eigentlichen »Bettnässens«.

Zeigen sich Auffälligkeiten in der Basisdiagnostik, so weist dies auf eine kindliche Harninkontinenz hin. Je nach der

Die Basisdiagnostik besteht aus:

1. Anamnese einschließlich eines Protokolls über Trinkgewohnheiten und Miktionsverhalten, Blasenkapazität, Zeitpunkt und Menge des Einnässens, durchgemachte Harnwegsinfektionen, psychosoziale Konflikte in der Familie

2. Familienanamnese

3. körperlicher und neurologischer Untersuchung

4. Urinuntersuchung

5. Blutuntersuchung

6. Blasen- und Nierensonographie

Art der Auffälligkeiten ist eine weitere pädiatrische, urologische oder psychiatrische Untersuchung erforderlich.

Ich möchte hier nicht die seltenen neurogenen und strukturellen Formen der kindlichen Harninkontinenz aufführen, sondern nur auf die häufigen funktionellen Formen des Tagnässens (etwa 90 %) eingehen:

Störung in der Füllungsphase der Blase (Idiopathische Dranginkontinenz)

Die idiopathische Dranginkontinenz ist eine sehr häufige Ursache des Einnässens am Tag. Typisch sind ein plötzlicher und überstarker Harndrang, ein häufiges Entleeren kleiner Urinmengen und Haltemanöver. Bei diesen pressen die Kinder die Oberschenkel aneinander oder gehen in Hockstellung, um mit der Ferse oder auch mit der Hand einen Druck gegen die Harnröhre auszuüben. Mädchen zeigen diese Auffälligkeit häufiger als Jungen.

In der Vorgeschichte finden sich oft Harnwegsinfekte. Das Einnässen tritt tags und nachts, seltener auch nur nachts auf. In den meisten Fällen liegt eine Detrusor-Instabilität vor, d. h., der in der Blasenwand gelegene Muskel (Musculus detrusor) wird plötzlich bei noch ungenügender Blasenfüllung aktiv. Durch das Zusammenziehen der Blasenwand wird der Druck in der Blase erhöht und es kann zu einer Entleerung, meist nur zu einer Teilentleerung der Blase kommen. Es handelt sich um eine Störung in der Füllungsphase der Blase. Als Folge oder Ursache der Dranginkontinenz besteht eine ungenügende Blasenkapazität.

Störung in der Entleerungsphase (Detrusor-Sphinkter-Dyskoordination)

Liegt ein gestörtes Zusammenspiel des in der Blasenwand gelegenen Musculus detrusor mit dem vor dem Blasenausgang gelegenen Musculus sphinkter vor, so spricht man von einer Detrusor-Sphinkter-Dyskoordination. Hierbei zeigt der Schließmuskel nicht die bei der Bla-senentleerung gewünschte Entspannung, sondern er kontrahiert sich während der Miktion unkoordiniert mehr oder weniger stark. Dadurch tritt ein starker Druckanstieg in der Blase auf, der zur sonographisch nachweisbaren Blasenwandverdickung führen kann. Die Urinentleerung kommt nur verzögert in Gang. Der Urinfluss ist durch die Sphinkter-Kontraktionen vermindert. Die Miktionszeit ist meist verlängert. Je nach Kontraktionsstärke und -dauer des Schließmuskels tritt ein stakkatoartiger (stotternder) Urinfluss auf. Die Blase wird oft nicht vollständig entleert. So ist es möglich, dass kurz nach einem Toilettengang wegen der gestörten Muskelaktivitäten tags und auch nachts eingenässt wird.

Überlaufinkontinenz (Harninkontinenz bei Miktionsaufschub)

Es handelt sich dabei um ein erworbenes psychogen bedingtes Verweigerungssyndrom mit Aufschub des Toilettenganges. Die Kinder gehen selten, manchmal nur ein- bis zweimal am Tag zur Toilette (normal: 5- bis 7-mal in 24 Stunden) und haben ein abnorm großes Blasenvolumen. Obwohl sie die Spontanmiktion zulassen, negieren diese Kinder den Harndrang. Das Einnässen ist als Überlaufinkontinenz anzusehen. Oft lässt sich eine größere Resturinmenge nach der Blasenentleerung nachweisen. Die Kinder leiden häufig seit Jahren auch unter einer Obstipation (Verstopfung) und können Kotschmieren oder Einkoten zeigen.

Der Übergang zu den psychogenen Formen mit schweren Störungen des Sozialverhaltens ist fließend (Lazy-bladder Syndrom).

Treten bei einem Kind gleichzeitig Bettnässen und Tagnässen auf, so sollte immer zuerst das Tageinnässen, das in der Regel der Behandlung durch einen Arzt oder Therapeuten bedarf, angegangen werden. Wird die Störung der Blasenfunktion behoben, so kann das nächtliche Einnässen manchmal allein dadurch schon aufhören.

So wird Bettnässen heute behandelt

Reine Repressalien, Druck und Bestrafung mögen im ein oder anderen Fall Erfolg haben, doch dieser wird nur von kurzer Dauer sein oder andere, schwere seelische Störungen verursachen.

Schuldzuweisungen und Bestrafung des bettnässenden Kindes sind für das Kind keine Hilfe und die denkbar schlechteste Art, mit diesem Problem umzugehen. Der Einsatz von Medikamenten kann manchmal sinnvoll oder sogar notwendig sein, der sicherste und zugleich nachhaltigste Weg zum Trockenwerden aber ist das »Nachreifen« der Fähigkeit zur Blasenkontrolle mit Hilfe eines Trainingsprogramms, wie es hier vorgestellt wird. Die wichtigste Voraussetzung für dieses Programm ist die vertrauensvolle Zusammenarbeit zwischen dem Kind und seinem Helfer, in der Regel also der Mutter.

Verschiedene Therapieformen

Bettnässen ist eine komplexe Störung, die sich nicht durch eine einzige Ursache erklären lässt. Unterschiedliche Ursachen können bei den einzelnen einnässenden Kindern im Vordergrund stehen. Daraus folgt, dass es nicht nur einen einzigen Weg zur Behandlung des Bettnässens geben kann.

Unsinnige Vorgehensweisen

Da ein bettnässendes Kind nicht »etwas bewusst tut«, sondern beim Aufwachen meist entsetzt und beschämt feststellt, dass wieder »etwas mit ihm passiert ist«, kann eine Bestrafung des Kindes keine sinnvolle Vorgehensweise sein.

Auch ein Einschränken der Trinkmenge zum Abend hin kann das Problem nicht lösen, weil die Gleichung Einfuhr = Ausfuhr auf das bettnässende Kind nicht zutrifft. Wird dem Kind die benötigte Flüssigkeitsmenge nicht gewährt, so leidet es. Es wird einen Weg suchen, um seinen Durst zu stillen, notfalls beim Zähneputzen.

Ein in jeder Nacht mehrmaliges Wecken und Zur-Toilette-Schicken des Kindes kann zwar ein nasses Bett verhindern, aber nicht den Erwerb der Blasenkontrolle bedeuten.

Wird das Kind an wenigen Tagen in bestimmten Phasen des hier beschriebenen Therapieweges geweckt, kann

Zuwendung und Empathie für das Kind sind der erste, sehr wichtige Schritt zu einer erfolgreichen Behandlung der Enuresis nocturna, des nächtlichen Einnässens.

dies jedoch die Motivation des Kindes zur Mitarbeit fördern und ein Baustein beim Blasenwahrnehmungs-Training sein (siehe Seite 68).

Sinnvolle Therapiewege

Voraussetzung für den Erfolg der Behandlung des Bettnässens mit diesem Programm sind erstens immer ein Leidensdruck und der Wunsch nach Veränderung bei Mutter und Kind, zweitens der Ausschluss einer organischen Erkrankung oder funktionellen Störung. Liegt eine solche vor, so ist vorrangig eine ärztliche Behandlung durchzuführen.

Die systemorientierte Verhaltenstherapie

Falls keine psychiatrischen Auffälligkeiten von Krankheitswert vorliegen, die immer in die Behandlung eines Spezialisten (Psychologen oder Psychotherapeuten) gehören und in seltenen Fällen eine analytische Psychotherapie erfordern, gilt für mich bei der Behandlung der Enuresis nocturna eine systemorientierte Verhaltenstherapie als Mittel der ersten Wahl. Diese Behandlungsweise kann meiner Erfahrung nach auch von einer Mutter oder einer anderen liebevollen Bezugsperson im Selbsthilfeverfahren erfolgreich durchgeführt werden.

Man erreicht mit dieser Methode ein Nachholen von bisher vom Kind nicht bewältigten Entwicklungsschritten. Die mit dem Therapiebeginn bewusst aufgenommene veränderte Einstellung der Eltern zum Kind und seinem Problem sowie die vom Kind wahrgenommene Liebe und Einsatzbereitschaft der Mutter oder der mit dem Kind arbeitenden Bezugsperson unterstützen den Reifungsprozess. Der sich während des Trainings positiv verändernde Umgang miteinander und das Training, das die Wahrnehmung von körpereigenen Signalen beim Kind langsam ermöglicht, führen zu einer sicheren Blasenkontrolle (siehe auch die Fallbeschreibungen auf Seite 142 ff.).

Der Hauptteil dieses Buches stellt eine Anleitung zu einer solchen verhaltenstherapeutischen Behandlung (VT) dar. Diese kann, falls notwendig, durch den Einsatz eines Weckgeräts (AVT = apparative Verhaltenstherapie) ergänzt werden.

Eine ausführliche Darstellung der AVT mittels eines der auf S. 112 beschriebenen Weckgeräte finden Sie im Kapitel »Weiterführung mit Weckgerät« ab Seite 110.

Dry-Bed-Training (DBT) nach Azrin

Der Vollständigkeit halber sei noch das Dry-Bed-Training von Azrin erwähnt. Es besteht aus drei Behandlungsphasen:

■ Der Intensivnacht

■ Der Überwachungsphase

und

■ Der Routinephase

In den ersten beiden Phasen trägt das Kind ein Weckgerät.

Die Intensivnacht wird in der Regel von Kind und Eltern als sehr anstrengend erlebt. Es ist erforderlich, dass die Person, die das vorgegebene Programm mit dem Kind absolvieren soll, in dieser Nacht nicht schläft, da das Kind stündlich geweckt werden soll und zahlreiche Anweisungen befolgt werden müssen (Toilettentraining, häufige und damit stark erhöhte Flüssigkeitszufuhr, beim stündlichen Wecken lobender Kommentar der Eltern bei Trockenheit des Bettes, negativer Kommentar wenn das Kind eingenässt hat, danach Sauberkeitstraining, bei dem das Kind seine nasse Bettwäsche selbst wechseln muss, Toilettentraining mit fünf Durchgängen).

Ein Therapieweg, der viel Einsatz fordert

Auch in der Überwachungsphase, die nach der Intensivnacht beginnt und mindestens sieben Nächte dauert, ist ein größerer Einsatz der betreuenden Person erforderlich. Sie soll das Kind zwei Stunden nach dem Zubettgehen wecken und es bei Trockenheit loben und zur Toilette schicken. Ist das Bett nass, so hört das Kind von den Eltern einen negativen Kommentar und wird zu einem Sauberkeits- und Toilettentraining angehalten. Eine erhöhte Flüssigkeitszufuhr erfolgt nicht mehr. Nach jeder trockenen Nacht wecken die Eltern das Kind eine halbe Stunde früher als in der vorhergehenden Nacht.

Hat die Familie sieben aufeinander folgende trockene Nächte erlebt, so beginnt die dritte Phase, die Routinephase. Während dieser Periode trägt das Kind den Weckapparat nicht mehr. Eltern und Kind dürfen ungestört schlafen, doch sollen die Eltern jeden Morgen das Bett des Kindes kontrollieren. Ist es nass, bekommt das Kind sofort ein Sauberkeitstraining (es muss am Morgen die Bettwäsche allein wechseln) und am Abend dieses Tages ein Toilettentraining mit fünf Durchgängen auferlegt.

Nässt ein Kind in einer Woche zweimal ein, so wird zur Überwachungsphase zurückgekehrt.

Meines Erachtens ist dieses Training von Eltern zu Hause kaum durchzuführen und sollte gegebenenfalls der stationären Behandlung vorbehalten werden.

Medikamente zur Behandlung der Enuresis?

Da es nicht nur eine Ursache für das Einnässen gibt, ist es auch verständlich, dass es unterschiedliche Wege der Behandlung geben muss, die erfolgreich sein können. Welchen Weg ein Therapeut dem Patienten vorrangig nahe legen wird, ist auch abhängig davon, wer dieser Therapeut ist.

Der Mediziner ohne psychotherapeutische Ausbildung und Neigung wird sicher vorrangig nach pathologischen organischen Befunden suchen und die medikamentöse Therapie bevorzugen.

Der Analytiker oder tiefenpsychologisch fundiert arbeitende Therapeut wird die Problematik in der Interaktion der Familie sehen und ihre Gründe aufzudecken suchen. Er wird nach Belastungen und Störungen in der frühen kindlichen Entwicklung forschen.

Der Verhaltenstherapeut wird sein Augenmerk auf ein intensives Sauberkeitstraining richten, um dem Patienten beim Aufholen der verzögerten Reifungsschritte zu helfen. Liegen auffällige Verhaltensmuster in der Familie vor, so wird er diese zu verändern versuchen, ohne die Gründe, die diese Verhaltensmuster hervorgerufen haben, aufdecken zu müssen.

Erzieher sehen leicht die Ursache des Einnässens ausschließlich im falschen elterlichen Verhalten und in familiären Spannungen.

Eine Behandlung der Enuresis nur mit Medikamenten wird der Komplexität des Problems Bettnässen nicht gerecht. Zur Unterstützung beispielsweise einer systemorientierten Verhaltenstherapie, wie sie hier vorgestellt wird, kann im ein oder anderen Fall das Heranziehen eines Medikaments sinnvoll sein.

Imipramin (Tofranil®)
Dieses Medikament ist ein trizyklisches Antidepressivum und sollte bei der Behandlung des Bettnässens bei Kindern wegen der möglichen ernsten Nebenwirkungen und der hohen Rückfallquote nicht mehr zum Einsatz kommen.

Oxybutinin und Propiverin
Bei der primären monosymptomatischen Enuresis nocturna, dem isolierten Bettnässen, werden die Medikamente Oxybutinin und Propiverin keine nennenswerte Wirkung zeigen. Da sie durch Ruhigstellung der Blase zu einer Senkung des Blaseninnendrucks, einer Erhöhung des Blasenvolumens und Abnahme der Miktionfrequenz führen können, werden sie bei der Dranginkontinenz neben dem Blasentraining eingesetzt.

Desmopressin (Minirin®)
Minirin®, das den Wirkstoff Desmopressinacetat enthält, ist ein Analogon des ADH (antidiuretischen Hormons, siehe Seite 33) und bremst als solches die nächtliche Urinproduktion. Es kann als Nasenspray oder auch in Tablettenform verordnet werden.

Ein großer Teil der Bettnässer spricht auf Minirin® gut an. In der Zeit der Medikamenteneinnahme sind etwa zwei Drittel der Patienten trocken, nach dem Absetzen der Medikation erfolgt jedoch häufig ein Rückfall.

Die Wirksamkeit des Medikamentes tritt in wenigen Tagen voll ein, wenn der Patient auf das Medikament grundsätzlich anspricht. Auch bei längerem Gebrauch soll sich die Wirksamkeit nicht erschöpfen. Ernsthafte Nebenwirkungen sind bei ansonsten gesunden Patienten (normale Nierenfunktion, kein Bluthochdruck, keine Ödemneigung) bisher nicht beobachtet worden.

Gegen Bettnässen ist kein Kraut gewachsen, und auch Pillen (allein) helfen sicher nicht weiter.

Chancen der Medikamentengabe

Ich sehe in der Gabe des Medikamentes Minirin®, wenn sie der alleinige Weg in der Behandlung des Bettnässens ist, die Gefahr, dass der Patient einen Gedanken verinnerlicht wie: »Um ein Problem zu lösen, benötige ich Tabletten.« In Kombination mit anderen therapeutischen Maßnahmen kann dieses Medikament eine Hilfe auf dem Weg zum Erfolg sein. Denn falls ein bettnässendes Kind trotz Mitarbeit bei diesem Programm eine Zeit lang recht wenig Erfolg erlebt, besteht die Gefahr, dass es aus Mangel an Motivation resigniert aufgibt. In dieser Situation kann das Erleben von trockenen Nächten, auch wenn diese »nur« durch die Einnahme eines Medikamentes möglich geworden sind, dem Patienten helfen, wieder die Kraft und den Willen zur Mitarbeit zu finden.

Wer diesen Weg gehen will, benötigt die Führung und Kontrolle durch einen Arzt. Nur ein Arzt sollte entscheiden, ob und wie lange dieses Medikament eingesetzt wird.

Der Einsatz von Minirin® erscheint mir auch dann sinnvoll, wenn in der ersten Zeit des Trainings mit diesem Programm ein Aufenthalt in der Jugendherberge, z.B. im Rahmen eines Schulausfluges, ansteht und das Kind die Teilnahme verweigert, weil es befürchtet, in der Jugendherberge nachts einzunässen.

Entscheidet sich ein Arzt für den Einsatz dieses Medikamentes, so wird er dem Kind erklären, dass Minirin® nicht die Lösung des Bettnässerproblems ist, aber zu

Lassen Sie sich in jedem Fall detailliert und verstehbar erklären, wie ein Medikament wirkt und welche Nebenwirkungen es hervorrufen kann, wenn Ihr Arzt eines der hier angegebenen Mittel verschreibt.

einer bestimmten Zeit eine Hilfe sein kann – weil es etwa dem Kind ermöglicht, mit den Klassenkameraden freudig an der Klassenfahrt teilzunehmen.

Das Kind wird die Unterstützung durch das Medikament, wenn es dieses denn wirklich benötigt hat, zu Hause nicht mehr brauchen, weil es im Verlauf des Trainings viele Dinge lernen und Entwicklungsschritte aufholen wird. Es gibt kein Medikament ohne unerwünschte Nebenwirkungen; Sie sollten sich also bei Ihrem Arzt umfassend informieren und das Medikament nicht länger als unbedingt nötig anwenden.

Trainingpants – Hilfe oder Hindernis?

In unserer Zeit wird es uns durch das Angebot von großen Wegwerfwindelhosen (bis Größe XXL) leicht gemacht, dem Einnässen eines älteren Kindes immer noch gelassen gegenüberzustehen. Das Kind zieht abends eine Windelhose an, die auch eine größere Urin-

menge aufsaugen kann oder häufigere Blasenentleerungen problemlos bewältigt. Und dabei bleibt die Haut des Kindes sogar ziemlich trocken, so dass es kaum merken kann, wenn es eingenässt hat.

Aber erschwert nicht gerade diese saugfähige Windelhose dem Kind das Erlernen der Blasenkontrolle?

Was nicht stört, kann nicht wahrgenommen werden! Und was nicht wahrgenommen wird, kann auch nicht verändert werden. Auch Sie als Mutter »entsorgen« zwar die Auswirkungen mit dem Wegwerfen der nassen Windel am Morgen zunächst »spurlos«, doch das Problem des Bettnässens an sich ist damit nicht gelöst.

Empfindet das Kind aber etwas als unangenehm, als störend, so wird es dieses abstellen wollen. Deshalb erscheint es mir während des Trainings mit dem Kind absolut notwendig, dass das Kind in der Nacht nur einen Schlafanzug oder eine Unterhose trägt, damit es das

Nasswerden seiner Haut und Bettwäsche und die Abkühlung bei längerem Liegen im nassen Bett wahrnehmen und dadurch aufwachen kann.

Abendliches Wecken – ja oder nein?

Die häufigste Frage, die mir von den Eltern, die mit diesem Buch gearbeitet haben, gestellt wurde, lautete: »Sollen wir – und, wenn ja, wie lange sollen wir – unser Kind abends wecken?«

Grundsätzlich bedeutet eine trockene Nacht, die auf ein Wecken des Kindes durch die Eltern zurückzuführen ist, nur ein Abfangen des Urins, nicht aber einen Schritt vorwärts auf dem Weg zum Erwerb einer sicheren Blasenkontrolle. Dennoch habe ich in meiner Sprechstunde den Eltern für eine begrenzte Zeit zu Beginn des Trainings das Nachschauen und Wecken empfohlen, wenn das Kind häufig oder regelmäßig mehrmals pro Nacht eingenässt hat. Eine ganz trockene Nacht liegt für ein solches Kind noch in zu weiter Ferne. Nun braucht aber gerade dieses

Kind, um nicht mutlos zu werden, ganz dringend den Beweis, dass es kleine Erfolge erzielen kann.

Wenn Eltern durch ihr Nachschauen und Wecken erste Veränderungen sichtbar machen, (siehe Anleitung zum vierter Schritt und Protokollblatt »Veränderungen, die kleine Erfolge sind«, siehe Seite 156) wird die Motivation zur Mitarbeit beim Kind steigen, und weitere Erfolge werden später auch ohne die Hilfestellung durch das Wecken eintreten.

Bleiben die kleinen Erfolge aber nach den ersten vier Wochen völlig aus, so rate ich diesen Eltern schon zu diesem Zeitpunkt zur Anschaffung und zum Einsatz eines Weckgerätes (siehe Seite 112 ff.), welches das Wecken zum »richtigen« Zeitpunkt, nämlich im Moment des beginnenden Einnässens, übernimmt.

Viele Kinder sind bereits in den ersten Tagen oder Wochen so erfolgreich, dass sich das Wecken erübrigt (in den einzelnen Schritten wird näher darauf eingegangen).

Für eine begrenzte Zeit zu Beginn des Trainings kann das abendliche Wecken sinnvoll sein, wenn das Kind häufig oder regelmäßig mehrmals pro Nacht eingenässt.

Übungs- programm – Die Grund- lagen

Wenn Ihr Entschluss feststeht und Sie und Ihr Kind das Problem beherzt angehen wollen, dann beginnen Sie mit den Grundlagen des Programms.

Vielleicht haben Sie sich mit den Ausführungen in den vorhergehenden Kapiteln beschäftigt, vielleicht aber wollen Sie die Theorie hintanstellen und sofort mit dem Training zum Trockenwerden mit Ihrem Kind beginnen. Dabei ist wichtig, dass Ihr Kind sein Problem wirklich angehen will und dass auch Sie dazu bereit sind, jede Woche die einzelnen Schritte durchzuarbeiten, die Anleitungen zu beherzigen und konsequent anzuwenden. Der nun folgende erste Teil des Programms wird Sie etwa zehn Wochen lang begleiten.

Die erste Stufe

Hinweise zur Durchführung

Ist Ihr Kind organisch gesund und zeigt es keine funktionelle Harninkontinenz als Ursache seines nächtlichen Einnässens und sind Sie bereit, mit Ihrem Kind dem gemeinsamen Erfolg entgegenzuarbeiten, so können Sie noch heute mit dem Programm beginnen!

Und das sieht so aus: Da dieses Programm eine Arbeitsanleitung für Sie und Ihr Kind ist, sollen Sie mit Ihrem Kind von Woche zu Woche Aufgaben bearbeiten und sich gemeinsam Ziele setzen. Angeleitet werden Sie dabei durch die Texte zu den einzelnen Lektionen, die hier »Schritte« genannt werden.

Lesen Sie bitte in jeder Woche, bevor Sie mit Ihrem Kind einen Schritt erarbeiten, die Anleitung zu diesem Schritt durch. Dann tragen Sie Ihrem Kind in Ihrer gemeinsamen wöchentlichen Stunde den Text des Schritts vor bzw. lesen ihn zusammen durch. Die folgenden Tage der Woche versuchen Sie nun, die dort beschriebenen Aufgaben zu bewältigen. Da Sie die Schwierigkeiten und Erfolge Ihres Kindes erleben, werden Sie in den Schritten die Abschnitte erkennen, die auf Ihr Kind zutreffen.

Mit Hilfe der Texte in den Anleitungen zu den Schritten werden Sie in der Lage sein, Ihrem Kind die persönliche Führung zu geben, die es braucht.

Schwankungen im zeitlichen Ablauf

Im Verlauf der Arbeit mit diesem Programm kann es notwendig werden, dass Sie:

- entweder eine Woche einschieben, in der Sie das in der Vorwoche gesetzte und nicht erreichte Ziel noch einmal anstreben,

- oder den Inhalt von mehreren Schritten in einer Woche lesen, falls Ihr Kind in seinem Bemühen um ein trockenes Bett sehr erfolgreich sein sollte.

Meiner Erfahrung nach kann der Erfolg beim selben Kind von Woche zu Woche sehr schwanken. Es gibt also keinen Grund, mutlos zu werden, wenn in der ein oder anderen Woche der Erfolg gering ist oder ausbleibt. Im Arbeitstext werde ich Ihnen Ratschläge dazu geben, wie Sie sich und Ihrem Kind Mut machen und wie Sie das Programm für Ihr Kind verändern können, damit Sie wieder Fortschritte erleben können.

Ist Ihr Kind sehr erfolgreich, so dürfen Sie sich gemeinsam darüber freuen und stolz sein. Doch sollten Sie nicht erwarten, dass ein so toller Erfolg nun die Regel wird. Ihr Kind kann nicht ständig Höchstleistung erbringen!

Eine Vertrauensperson als »Helfer«

Sollte Ihnen jemand zur Verfügung stehen, zu dem Ihr Kind eine wirklich gute Beziehung hat (z. B. Vater, Großelternteil oder Tante) und der bereit wäre, in den folgenden Monaten einmal pro Woche wenigstens eine Stunde Zeit für Ihr Kind zu haben, so wäre diese Person ideal als »Helfer« für Ihr Kind. In einem solchen Fall übergeben Sie dieser Person dieses Buch.

Dieser »Helfer« soll wöchentlich die Anleitung zu einem Schritt lesen, den dazugehörigen Schritt mit Ihrem Kind erarbeiten und mit Ihnen jeweils besprechen, welche Aufgaben Sie in der folgenden Woche mit Ihrem Kind erfüllen sollen. Die Therapiestunde kann mit zunehmendem Erfolg immer mehr zur Spielstunde werden. Ihnen als Mutter bleibt die Aufgabe, Ihr Kind in der Woche anzuleiten, ihm Mut zu machen, Misserfolge gelassen hinzunehmen und Erfolge – und seien sie noch so klein – mit sichtbarer Freude und Zuwendung über einen Belohnungsplan (Tokenplan), der auf Seite 61 erklärt wird, zu belohnen.

Ihr Kind wird sich sicher bald auf die Stunde mit Ihnen oder mit seinem »Helfer« freuen, so wie meine kleinen Patienten sich darauf freuen, mir ihren Erfolg zu zeigen. Voller Stolz genießen sie meine Freude, die für jedes Kind ein wichtiger Ansporn zum weiteren Bemühen ist.

Steht Ihnen, wie es meist der Fall ist, kein »Helfer« zur Verfügung, so werden Sie und Ihr Kind auch erfolgreich sein können, wenn es Ihnen gelingt, mit Hilfe der Anleitung zu den Schritten nie den Mut zu verlieren, sondern immer an einen Erfolg zu glauben und diesen Glauben Ihrem Kind zu zeigen.

Der wöchentliche Rückblick

In den wöchentlichen Stunden mit Ihrem Kind betrachten Sie, was sich in diesen sieben Tagen ereignet hat. Hat Ihr Kind Erfolg gehabt, so freuen Sie sich, loben das Kind und überlegen gemeinsam, was Sie in der kommenden Woche als Ziel schaffen wollen.

Hat Ihr Kind keinen Erfolg gehabt oder verlief die vergangene Woche sogar schlechter als die Zeit davor, so haben Sie den Mut, diese Tatsache zu besprechen. Sagen Sie Ihrem Kind, dass »wir gemeinsam« einen anderen Weg suchen wollen, der auch ihm Erfolge bringen wird. Erklären Sie es ihm an einem Beispiel, etwa dem Bergsteigen: Wer in die Berge steigt und beim Klettern an einen großen Felsbrocken kommt, den er nicht hinaufsteigen kann, gibt nicht gleich auf, sondern sucht einen Umweg, der ihn in mehreren kleinen Schritten dort hinaufführt. Bergsteiger sind keine Wettläufer, sondern Menschen, die sich ein Ziel setzen und dieses erreichen wollen und werden. Bergsteigen ist mühsam, doch der Bergsteiger strengt sich gern an, weil er glaubt, dass er es schaffen kann, auf den Gipfel zu gelangen. Für ihn ist es nicht wichtig, ob er ein paar Rastpausen mehr braucht als ein anderer. Für ihn zählt nur, dass er sein Ziel erreichen wird. Er wird die wunderbare Aussicht genießen wie alle anderen Bergsteiger, die diesen Gipfel erklommen haben. Und er wird dieses Bild in sich bewahren und Freude spüren.

Bettausstattung und Nachtwäsche

Sicher verwenden Sie seit langem zum Schutz der Matratze ein Gummituch, das Sie unter das Betttuch gelegt haben. Das soll so bleiben.

Falls Ihr Kind bisher eine Windelhose, Gummihose mit Einlage oder ein Moltontuch in der Unterhose getragen hat, so bitte ich Sie, dieses wegzulassen. Auch wenn Sie damit erst einmal eine größere tägliche Menge Schmutzwäsche haben werden, ist es notwendig, dass Sie dieser Bitte nachkommen. Nur so wird Ihr Kind im Lauf der nächsten Wochen lernen wahrzunehmen, dass seine Haut und sein Bett nass werden.

Das gemeinsame Betrachten des Geleisteten und die Planung des Kommenden müssen zu einem wöchentlichen Fixpunkt im Programmablauf werden.

Es gibt nichts dagegen einzuwenden, wenn Sie auf das Betttuch Ihres Kindes noch ein kleines Gummituch legen und darüber ein Tuch spannen, das Sie durch Einstecken unter der Matratze fixieren (etwa ein Badetuch oder ein in drei Teile zerschnittenes altes Betttuch).

Ihr Kind soll nachts einen Schlafanzug und eine Unterhose tragen. Wenn es nachts einnässt, werden diese Kleidungsstücke feucht. Beim Tragen eines Nachthemdes ist das nicht immer der Fall. Die Erfahrung zeigt, dass ein Kind, das trocken werden möchte, nach einiger Übungszeit immer häufiger nachts wach wird, wenn es spürt, dass es seine Körperwäsche nass gemacht hat.

Das Programm gemeinsam bewältigen

Sollten Sie in letzter Zeit Ihr Kind veranlasst haben, sein nasses Bett abzuziehen oder Wäscheteile eigenhändig zu waschen, so besprechen Sie mit ihm, dass Sie sich ab sofort an dieses Programm halten wollen. In diesem Programm sind Sie der wichtigste Helfer für Ihr Kind. Als Helfer übernehmen Sie die Wäsche. Wenn Ihr Kind Ihnen helfen will, so freuen Sie sich und loben es für sein kameradschaftliches Verhalten.

Lesen Sie nun die Anleitung zum ersten Schritt. Wenn Sie danach mit dem Kind zusammen den ersten Schritt lesen, dann vergewissern Sie sich, dass Ihr Kind den Inhalt wirklich verstanden hat.

Am Ende des Schritts sind einige Aufgaben gestellt, die Sie – teils gemeinsam mit Ihrem Kind – in den darauf folgenden Tagen gewissenhaft erledigen sollen.

Ich wünsche Ihnen einen guten Start und viel Mut für einen nicht immer leichten Weg zu einem guten Erfolg!

Anleitung zum ersten Schritt

Im ersten Schritt soll das Kind Folgendes erfahren:

- Es ist mit seinem Problem keineswegs allein auf der Welt.

- Sie wollen und werden ihm helfen, auch wenn es Zeit kostet.

- Es hat an seinem Problem keine »Schuld«.

- Es kann dieses Problem ganz sicher verbessern und eines Tages beseitigen.

- Es selbst und Sie werden dann ganz stolz und glücklich sein.

Nachdem Sie gemeinsam mit Ihrem Kind den ersten Schritt gelesen haben, sollten Sie in den folgenden Tagen die beiden unten beschriebenen Aufgaben bearbeiten.

- Das Prüfen der Schlaftiefe (ist ganz schnell erledigt)

- Protokoll über die Trinkmenge, die Anzahl der Urinentleerungen und die Urinmenge je Entleerung an zwei aufeinander folgenden Tagen (siehe im Anhang Protokollblatt »Trinkmenge – Urinmenge« auf Seite 156)

Ihre Aufgaben zum ersten Schritt

Das Prüfen der Schlaftiefe geschieht am besten ohne das Wissen Ihres Kindes; beim Messen der Trinkmenge, der Kontrolle der Blasenentleerung und der Urinmenge kann es wieder aktiv beitragen zum Gelingen des Programms.

Prüfen Sie, wie fest Ihr Kind schläft

Bitte sagen Sie Ihrem Kind nichts davon, dass Sie seine Schlaftiefe prüfen wollen. Sprechen Sie erst mit ihm darüber, wenn Sie die Weckversuche gemacht haben. Denn wenn Ihr Kind weiß, dass Sie herausfinden wollen, wie fest es schläft, wird es vielleicht nicht so tief schlafen wie gewöhnlich.

Wenn Ihr Kind bereits ein oder zwei Stunden schläft, versuchen Sie, es zu wecken, indem Sie die Weckstufen 1 bis 5 nacheinander ausprobieren, bis Ihr Kind richtig wach ist:

1. Ins Zimmer gehen und ein leises Geräusch machen
2. Im Zimmer stehend den Namen des Kindes sagen
3. Licht einschalten und den Namen des Kindes sagen
4. Licht einschalten, das Kind berühren, seinen Namen nennen
5. Licht einschalten, das Kind etwas schütteln und laut ansprechen

Bei welchem Weckversuch wacht Ihr Kind auf? Schläft Ihr Kind sehr fest (wacht es erst bei Weckversuch 4 oder 5 auf), so müssen Sie später, wenn Sie die Anweisung bekommen, Ihr Kind zu wecken, wirklich darauf achten, dass es richtig wach ist. Das Kind soll wahrnehmen, ob seine Blase gefüllt ist und dass es sie entleert.

Kontrolle der Trinkmenge, der Häufigkeit der Blasenentleerung und der Urinmenge an zwei Tagen

Am zweckmäßigsten findet diese Kontrolle an einem Wochenende statt, wenn Sie mehr Zeit für Ihr Kind haben und es nicht in den Kindergarten oder zur Schule muss. Lassen Sie Ihr Kind von nun an so viel trinken, wie es mag (Wasser, Tee, Milch, in begrenzten Maßen Fruchtsäfte). Schränken Sie auch beim Abendessen sein Trinken nicht ein. Doch soll das Kind bereits morgens und während des Tages genügend Flüssigkeit angeboten bekommen, so dass es am Abend nicht mehr sehr durstig sein kann. Normalerweise trinkt ein Kind ca. ein bis zwei Liter Flüssigkeit und scheidet zwischen 700 und 1400 Milliliter Urin aus.

Die Trinkmenge, die Anzahl der Urinentleerungen und die Menge des jeweils entleerten Urinvolumens können

Die Kontrolle der Trinkmenge sollte ohne Ihr reglementierendes Eingreifen stattfinden: Ihr Kind darf ruhig wissen, dass Sie im Augenblick darauf achten, wie oft und wie viel es trinkt, es sollte sein Verhalten deswegen aber nicht verändern.

bei den einzelnen Kindern, die als gesund anzusehen sind, sehr schwanken. In der Literatur wird eine Formel zur Berechnung der Blasenkapazität (also des maximalen Miktionsvolumens) angegeben:

Blasenkapazität = 30 + (Alter des Kindes x 30) ml
(Standardabweichung 2s = plus/minus 80 ml)

d. h., für ein 10-jähriges Kind beträgt das Miktionsvolumen bei sehr voller Blase etwa 330 ml, für einen 6-Jährigen etwa 210 ml.

Ein Kind dieses Alters entleert seine Blase normalerweise 5- bis 7-mal in 24 Stunden. Sehr starke Abweichungen sind verdächtig auf eine neurogene oder funktionelle Blasenstörung und haben Krankheitswert. Ihre Behandlung gehört in die Hand eines Arztes.

Außer dem Protokoll über Trinkmenge, Häufigkeit der Blasenentleerung und entleerte Urinmenge pro Toiletten-gang sollten Sie die Art des Wasserlassens Ihres Kindes einige Male bewusst wahrnehmen. Wenn die Blasenentleerung nur erschwert in Gang kommt, der Harnstrahl sehr schwach oder unterbrochen ist oder Sie durch die Aufforderung, diese Kontrollen durchzuführen und zu beurteilen, verunsichert sind, so besprechen Sie die von Ihnen beobachteten Werte mit dem Arzt Ihres Kindes.

Schreiben Sie an zwei aufeinander folgenden Tagen auf, wie viel Ihr Kind zu welcher Tageszeit trinkt (1 Trinkglas = ca. 200 ml), wie oft es zur Toilette geht und wie groß die Urinmenge ist, die es jeweils entleert und ob die Entleerung auffällig ist.

Wozu soll das gut sein?

Sie können feststellen, ob Ihr Kind viel oder wenig trinkt, ob es sein Trinken vernünftig über den Tag verteilt und dann auch mehrmals (nicht sehr oft oder sehr selten!) am Tag zur Toilette geht oder ob es am Tag keine »Zeit« zum Trinken hat und am Abend infolge eines Flüssigkeitsmangels viel trinken muss. Entsprechend schnell füllt sich dann nachts die Blase. Denken Sie daran, dass Ihr Kind mit seinem »Ich habe noch Durst« vielleicht auch nur das Schlafengehen hinauszuzögern versucht und nicht benötigte Mengen trinkt. Stellen Sie dieses Verhalten konsequent ab, etwa dadurch, dass Sie eine Flasche Mineralwasser und einen Becher ins Badezimmer stellen,

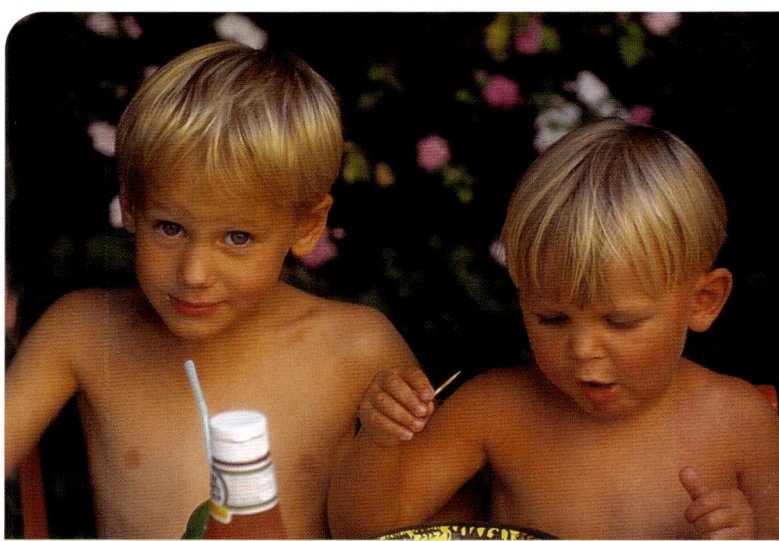

Schränken Sie die Trinkmenge Ihres Kindes am Abend nicht ein, solange es Durst hat und nicht trinkt, nur um etwas länger aufbleiben zu können.

damit das Kind sich allein versorgen kann. Nun hat es keinen Grund mehr, die Eltern zu stören, und meist hört dann das nächtliche Trinken auf.

Es wäre aber nicht richtig, dem Kind zu verbieten, in den späten Nachmittags- oder den Abendstunden etwas zu trinken. Denken Sie daran, dass Ihr Kind vielleicht gerade getobt hat oder vom Sport kommt und dann einen größeren Flüssigkeitsbedarf hat.

Indem Sie die Zahl der Blasenentleerungen und die Urinmenge je Entleerung beobachten, stellen Sie fest, ob Ihr Kind eine größere Urinmenge (150, 200 Milliliter oder mehr) in seiner Blase speichern kann, bevor es den Drang zum Wasserlassen verspürt. Kann es das nicht, ist der Besuch eines Arztes notwendig, damit dieser eine Harnwegsinfektion oder eine Drangsymptomatik ausschließen kann.

Schließlich erfährt Ihr Kind, dass seine Person jetzt ganz wichtig ist, dass Sie ihm viel Zeit widmen und ihm damit helfen werden, erfolgreich zu sein.

Mehr noch als bisher sind Sie bei diesem Übungsprogramm Freund, Helfer und Vertrauter Ihres Kindes. Ihr Streben nach dem Ziel, das Programm erfolgreich zu absolvieren, und Ihre positive Einstellung werden sich auf das Kind übertragen.

Eine vertrauensvolle und ernste Zusammenarbeit ist nötig

Damit Ihr Kind versteht, warum Sie etwas mit ihm machen oder von ihm verlangen, erklären Sie ihm Ihr Vorhaben. Nur wenn es den Sinn in Ihrem Tun versteht, kann es bereit sein mitzuarbeiten.

Erklären Sie Ihrem Kind (in diesem Fall erst nach der Prüfung), ob es fest oder sehr fest schläft.

Loben Sie Ihr Kind, wenn es seine Trinkmenge gut über den Tag verteilt, wenn es ausreichend oft, aber nicht zu oft zur Toilette geht und wenn es eine ausreichend große Urinmenge »festhalten« kann.

Kann es etwas davon nicht, so erklären Sie ihm, dass Sie beide da schon so einen »kleinen Störenfried« gefunden haben, der verhindert, dass es am Morgen ein trockenes Bett hat. Sagen Sie ihm, dass es da etwas ändern kann.

Durch die vermehrte Aufmerksamkeit für seine Person und seine Gewohnheiten vermitteln Sie Ihrem Kind das Gefühl, wichtig zu sein und im Mittelpunkt zu stehen.

Hat sich nicht schon jetzt etwas bei Ihnen verändert?

Haben Sie nicht in den vergangenen Wochen, Monaten oder gar Jahren immer wieder am Morgen die Frage in Ihrem Kopf gehabt, ob dieses Kind Ihnen wohl wieder ein nasses Bett »angetan« hat? Auch jetzt werden Sie morgens noch sehr häufig ein nasses Bett hinnehmen müssen. Doch es wird Sie nicht mehr so verletzen, weil Sie nun nicht mehr mit feindlichen Gefühlen Ihrem Kind gegenüberstehen und auf die »Tat« warten. Sie stehen jetzt als Helfer, als bester Freund neben Ihrem Kind.

Sie wollen Ihrem Kind helfen, einen Entwicklungsschritt, den es bisher noch nicht gemacht hat, zu schaffen. Wenn ihm das gelingt, dann wird es am Morgen nicht mehr entsetzt feststellen müssen, dass ihm wieder etwas passiert ist, was es nicht wahrgenommen und schon gar nicht gewollt hat.

Und Sie beide zusammen wollen und werden es schaffen, so wie es andere Familien vor Ihnen auch geschafft haben!

Erster Schritt

Hallo, hier bin ich mit einem ganz besonderen Buch für dich!

In diesem Buch möchte ich dir Freunde vorstellen. Ich und diese Freunde, wir wollen dir helfen, ein Problem anzupacken, das du jetzt zwar noch hast, aber ganz schnell loswerden möchtest. Stimmt's? Max I und Max II sind zwei klitzekleine Wesen in dir, die ich dir in der nächsten Stunde ganz genau erklären werde. Robbi ist ein toller Helferfisch, der dein Freund sein will und uns immer zeigen wird, wie es bei dir so läuft.

 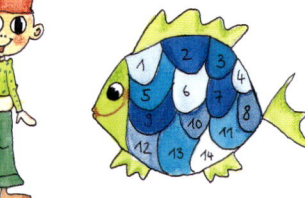

Max I/Max II,
ganz kleine Wesen in dir

Robbi,
dein Helferfisch

Und was glaubst du, wer dein allerbester Freund ist? Klar doch, deine Mutti!

Sie hat bisher immer zu dir gehalten, all die nassen Betten abgezogen und gewaschen. Weil sie dich lieb hat und glaubt, dass du es schaffen wirst, nicht mehr das Bett nass zu machen, deshalb hilft sie dir jetzt bei deinem Training.

Vielleicht habt ihr aber auch einen »Helfer« gefunden, der einmal in der Woche eine Stunde mit dir arbeitet und spielt. Das ist dann sicher jemand, den du ganz besonders lieb hast. Dieser »Helfer« bespricht dann mit Mutti und dir, was ihr in der nächsten Woche üben sollt und schaffen wollt. Nun weiß ich aber, dass man einen solchen »Helfer« oft nicht finden kann. Das ist auch nicht schlimm! Weil Muttis ganz viele Dinge können, kann deine Mutti auch dein »Helfer« sein. Und deshalb werde ich von jetzt an, wenn ich die Person meine, die dir beim Üben mit diesem Programm hilft, von »deiner Mutti« statt von deinem »Helfer« reden.

Was du noch nicht immer kannst

Du sollst wissen, dass du gar nicht krank oder etwa böse oder dumm bist, wenn du noch nachts ins Bett machst. Du kannst nur zeitweise etwas noch nicht, was Kinder in deinem Alter oft schon können. Und was ist das? Ja, es ist die sichere Blasenkontrolle, d.h., du merkst nicht immer, wenn Pipi aus deiner Blase läuft. Hast du gut zugehört? Ich habe gesagt, dass du etwas zeitweise nicht beherrschst – manchmal kannst du es doch! Du kannst es sogar sehr oft, nämlich immer dann, wenn du richtig wach bist, also am Tag. Und darauf darfst du stolz sein.

Ein Geheimnis, das viele andere auch haben

Übrigens geht es vielen Kindern so wie dir. Ich wette, dass sie oft sogar viel älter sind als du. Auch in deiner Klasse oder im Kindergarten geht es bestimmt manchen Kindern so wie dir. Wir Ärzte wissen, dass ungefähr zehn Prozent der Kinder, die gerade in die Schule gekommen sind, und ungefähr halb so viele Kinder, die schon im vierten oder fünften Schuljahr sind, noch oft nachts das Bett nass machen. Weißt du schon, was zehn Prozent bedeutet? Es heißt, dass von 100 7-jährigen Kindern zehn Jungen oder Mädchen ein solches »Geheimnis«

haben wie du. Manche von ihnen lernen in den nächsten Jahren, nachts trocken zu bleiben. Bei manchen aber klappt es nicht. Und deshalb machen noch etwa fünf von 100 Kindern, die zehn Jahre alt sind, häufig nachts ihr Bett nass. Du weißt es nur nicht, weil sie es nicht erzählen. Logo, tust du doch auch nicht! Oder? Und ich täte es auch nicht!

Mogeln, also ein bisschen lügen, gilt nicht, abgemacht? Wenn ich dir nun erzähle, dass es viele Kinder gibt, die auch so ein Problem mit einer nassen Hose und einem nassen Bett haben, dann stimmt das. Ich weiß es!

Und weil ich weiß, wie traurig ein Kind und seine ganze Familie deshalb werden können, habe ich schon oft versucht, den Kindern zu helfen. Und es hat geklappt! Du schaffst es auch, da bin ich ganz sicher!

Wie lange wird es dauern?
Jetzt willst du wissen, wie schnell du es schaffst? Ja, das weiß ich auch nicht, das wirst du uns zeigen. Eigentlich ist das auch gar nicht so wichtig, denn ich habe viel Geduld, weil ich weiß, dass du es schaffen wirst, und weil ich auch nicht immer alles ganz schnell kann.

So kommt der Urin in die Blase
So, nun möchte ich dir etwas über Teile deines Körpers erzählen, damit du verstehst, wie Pipi entsteht und wie das Pipimachen funktioniert.

Wenn du Durst hast, trinkst du, oder du isst Suppe oder Dinge, die saftig sind. Nicht nur im Obst, sondern in allen Speisen ist auch Flüssigkeit drin. Diese gelangt in unseren Bauch, in den Magen, dann in den Darm und weiter über das Blut auch in die Nieren.

Die Nieren sind unsere Pipifabrik. Deine beiden Nieren arbeiten immer, wenn du wach bist und auch wenn du schläfst.

Über je ein »Schläuchlein«, das Harnleiter heißt, läuft von jeder Niere immer wieder Pipi – oder Urin – in unsere Blase. Die Blase liegt unter dem Bauchnabel, ganz unten im Bauch. Sie tut weh, wenn sie ganz voll ist und du keine Toilette finden kannst. Und wenn dann noch mehr Pipi aus der Niere ankommt, dann passiert es schon mal:

Es geht in die Hose! Na, so schlimm ist das nicht, kann doch jedem einmal passieren, oder?

In der Blase sammelt sich der ständig produzierte Urin.

Am Tag merkst du meist, wenn deine Blase langsam voll wird. Dann gehst du zur Toilette oder sagst: »Ich muss mal.« Du weißt aber auch: »Wenn ich will, kann ich noch ein Weilchen warten.« Warum? Weil du etwas ganz Tolles kannst! Du kannst deine Blase nämlich eine Zeit lang ziemlich fest zuhalten. Wenn du willst, kannst du aber auch das Pipi einfach rauslaufen oder sogar ganz ordentlich herausspritzen lassen.

Die Blase – ein Luftballon?
Ich will dir erklären, warum du das kannst: Stell dir deine Blase wie einen Luftballon vor. In der Wand des »Luftballons« ist eine Muskelschicht, die sich dehnt, wenn sich

die Blase füllt, und sich zusammenzieht, wenn sich die Blase entleert. Diesen Vorgang kannst du nicht beeinflussen. Am Ausgang der Blase ist ein Muskel (Schließmuskel) gelegen, mit dem du den »Luftballon« zuhalten kannst.

Deine Muskeln sind stark. Du kannst damit schwere Dinge hochheben oder festhalten. Und genauso, wie du deine Faust ganz fest zumachen kannst, wenn du es willst, kannst du auch deine Blase ganz fest zuhalten, wenn du es willst. Oder du lässt den Schließmuskel locker werden, du entspannst ihn und drückst alles Pipi über deine Bauchmuskeln ganz fest aus der Blase heraus, wenn du es willst.

Wie und warum »läuft« es nachts?

Das alles, was ich dir bis jetzt erzählt habe, gilt für den Tag. Wenn du wach bist und es willst, kannst du das alles tun. Was aber passiert in der Nacht? Dann läuft das Pipi, wenn die Blase voll ist, einfach ins Bett. Warum? Weil du ganz fest schläfst und nicht merkst, dass deine Blase voll ist. Deshalb stehst du nicht auf und gehst zur Toilette oder hältst das Pipi noch ein paar Minuten fest, weil es gleich Zeit zum Aufstehen sein wird. Du siehst, du bist nicht dumm oder böse. Du musst nur noch etwas lernen. Und dabei wollen dir deine neuen Freunde helfen. Machst du mit?

Auf dieser Seite siehst du noch einmal eine Zeichnung von deinen Nieren und deiner Blase. Hier wird Urin hergestellt und aufbewahrt.

Wo Robbi, der Fisch, lebt

Weil du so prima zugehört hast, hast du eine Belohnung verdient.

In diesem Buch findest du hinten einen Anhang. Das erste Blatt dieses Anhangs ist ein Bild (siehe Seite 151). Siehst du deinen neuen Freund Robbi? Hier lebt er, wenn er nicht gerade unterwegs ist, um einem Kind wie dir zu helfen. Magst du dieses Bild anmalen?

Vielleicht macht dir aber das Malen nicht so viel Freude. Dann überlege, was du lieber tun möchtest. Du hast einen kleinen Wunsch frei! Deine Mutti wird ihn dir sicher gern erfüllen.

Hier siehst du Niere, Harnleiter und Harnblase größer. Die Nieren produzieren Urin, den sie über die Harnleiter in die Harnblase schicken.

Einen kleinen Wunsch, habe ich gesagt. Ich meine nicht, dass du etwas Teures gekauft bekommen sollst, sondern dass jemand etwas mit dir zusammen macht, dass ihr vielleicht etwas gemeinsam spielt. Bis bald. Deine Frau Doktor.

Anleitung zum zweiten Schritt

Im zweiten Schritt stelle ich Ihnen und Ihrem Kind Robbi, Max I und Max II vor. Bitte nehmen Sie diese Figuren ernst. Ich habe immer wieder erfahren, wie Kinder in diesen Figuren echte Freunde, richtige Helfer sehen, mit denen sie sich gelegentlich unterhalten, um sich selbst Mut zu machen.

Der Fisch Robbi, den Sie im Anhang ab Seite 151 in unterschiedlicher Ausführung finden, ist das Protokollblatt, das in diesem Programm täglich eine Eintragung erhalten soll. Robbis Aussehen kann sich je nach den Bedürfnissen für einen ermutigenden Weg für Ihr Kind verändern. Begonnen wird mit dem Streifen-Robbi (siehe Seite 151). Dann folgt der Schuppen-Robbi (siehe Seite 153), und wenn Ihr Kind gegen Ende dieses Programmes schon ganz erfolgreich ist, wird es zum Abschluss einen Monats-Robbi (siehe Seite 154) anmalen.

Während der Arbeit mit diesem Programm soll Ihr Kind am besten von sofort an jeden Morgen ein Stückchen (Streifen oder Schuppe) von Robbi anmalen – mit einer bunten Farbe bei trockenem, mit schwarzer bei nassem Bett.

Am besten kopieren Sie jedes Robbi-Blatt aus dem Anhang dieses Buches mehrmals, damit Ihnen für die kommenden Wochen genügend Protokollblätter für Ihr Kind zur Verfügung stehen.

Einnässhäufigkeit und -zeitpunkt feststellen

In der zweiten gemeinsamen Arbeitsstunde sollen Sie mit Ihrem Kind besprechen, ob es nachts einmal oder mehrmals das Bett nass macht. Ich gehe davon aus, dass Ihr Kind mehrmals einnässt, weil das sehr häufig der Fall ist. Meine Anleitung stimme ich zunächst darauf ab. Sollte Ihr Kind nur einmal nachts einnässen, so wird es sich, wenn Sie dieser Anleitung folgen, bereits am Anfang als ziemlich erfolgreich erleben und sicher besonders gern mitarbeiten.

Nässt Ihr Kind bereits kurz nach dem Einschlafen ein? Dann sollten Sie herausfinden, wie schnell nach dem Einschlafen das Bett in der Regel nass wird. Gehen Sie mehrmals leise zu Ihrem Kind, und fühlen Sie, ob das Bett noch trocken ist. Ist das der Fall, so lassen Sie Ihr Kind weiterschlafen. Ist das Bett nass, so wecken Sie Ihr Kind (es muss wirklich wach sein!), schicken es zur Toilette und lassen es in ein Töpfchen oder Glas seinen Urin machen. Dadurch können Sie feststellen, ob und wie viel Urin nach dem Einnässen noch in der Blase geblieben ist. Wenn Ihr Kind eine kleine Menge Urin entleeren konnte, zeigen Sie Freude über seine Mitarbeit. Behauptet es, es könne nicht Pipi machen, fordern Sie es auf, doch einmal ganz fest im Bauch nach unten zu drücken, um zu sehen, ob es nicht doch ein paar Tröpfchen aus der Blase herausdrücken kann. Klappt das nicht, so schicken Sie Ihr Kind liebevoll in sein frisch hergerichtetes Bett. Erklären Sie ihm, dass die Blase jetzt wohl wirklich leer ist und es nun weiterschlafen kann. Sie sollten aber nach ungefähr einer Stunde noch einmal kontrollieren, ob Ihr Kind noch trocken ist. Ist das der Fall, so lassen Sie das Kind schlafen.

Ist das Bett nass, so wiederholen Sie bitte die oben beschriebenen Vorgänge.

Eine letzte Kontrolle

Kontrollieren Sie das Bett Ihres Kindes auch, bevor Sie selbst sich zur Ruhe legen. Ist das Bett trocken, so wecken Sie jetzt dennoch Ihr Kind, loben es und schicken es zur Toilette, damit es seine Blase, falls möglich, ganz entleert. Sagen Sie ihm, dass es morgen einen Teil eines Streifens von Robbi bunt anmalen darf und damit schon eine kleine Belohnung, einen Token (die Erklärung des Token erfolgt im zweiten Schritt auf Seite 61), gewonnen hat. Nun soll das Kind die weiteren Nachtstunden durchschlafen dürfen.

Auch wenn Ihnen diese Anweisung zu grausam erscheint, bitte ich Sie, sie an wenigstens zwei bis drei Abenden zu befolgen, damit Sie überblicken, wann und wie oft Ihr Kind nachts einnässt.

Kleine Belohnungen sind wichtig für die Motivation

Wenn Ihr Kind in den ersten Stunden des Schlafes regelmäßig einmal oder mehrmals einnässt, sollen Sie nicht entmutigt sein. Erklären Sie ihm, dass diese Tage Testtage sind, an denen wir herausfinden wollen, wie wir unser Programm verändern müssen, damit es das richtige Programm für Ihr Kind wird. Bestehen Sie aber darauf, dass Ihr Kind die Abschnitte des Streifen-Robbi wahrheitsgemäß schwarz oder bunt anmalt.

Sagen Sie Ihrem Kind, dass wir ihm nur dann richtig helfen können, wenn es uns ehrlich zeigt, wie es bei ihm aussieht. Zeigen Sie ihm, dass Sie immer noch ganz fest an Ihren gemeinsamen Erfolg glauben!

Und was können Sie tun, um sicher zu sein, dass Ihr Kind wirklich wach ist, wenn Sie es geweckt haben? Mein Vorschlag lautet: Vereinbaren Sie mit Ihrem Kind am Abend ein Wort oder ein Ereignis, nach dem Sie in der Nacht fragen werden.

Beispiel: Einer meiner kleinen Patienten war ein begeisterter Anhänger des benachbarten Fußballvereins, aber erst einmal im Stadion gewesen. Der Vater des Jungen vereinbarte mit ihm an jedem Abend den Namen eines Spielers dieser Mannschaft, den der Sohn nach dem Wecken nennen sollte. Für einen richtig genannten Namen erhielt der Junge einen Stempel. Es war verein-

Das Erfüllen kleiner Wünsche ist für Kinder oftmals mehr Ansporn als ein abstraktes, in der Ferne liegendes Ziel wie das endgültige Trockenwerden, so erstrebenswert es auch für das Kind selbst sein mag.

bart worden, dass der Vater mit ihm in die Nachbarstadt zum nächsten Spiel dieser Mannschaft fahren werde, sobald der Sohn elf Stempel gesammelt habe. Wider Erwarten kamen Vater und Sohn sehr bald als Zuschauer in den Genuss eines Fußballspieles, das sie sehr begeisterte.

Zweiter Schritt

So, heute geht es richtig los! Und dazu brauchen wir zunächst einmal:

- Dich als Hauptperson
- Deine Mutti (oder deinen »Helfer«, also jemanden, der dich sehr lieb hat und mit dir dieses Buch durcharbeitet)
- Robbi, deinen Helferfisch, der schon vielen Kindern geholfen hat

- Max I und II, zwei kleine Kerlchen, die ich dir gleich näher beschreiben werde
- Und natürlich mich

Weil nicht jedes Kind, das ein »Pipi-ins-Bett-machen«-Problem hat, zu mir kommen kann, habe ich dieses Buch geschrieben und komme zu dir.

Dich und deine Mutti kenne ich nicht. Und doch weiß ich etwas von euch. Ihr habt ziemlich viel Kummer und vielleicht auch Wut in letzter Zeit gehabt, weil das Problem mit dem nassen Bett da ist, aber ihr habt nicht aufgegeben. Ihr wollt es schaffen, dass dieses Problem verschwindet. Und das finde ich richtig mutig! Mutige Leute mag ich. und wenn die einmal der Mut verlässt, dann helfen Robbi und ich weiter. Logo, dass ich das kann! Sonst hätte ich dieses Buch doch nicht geschrieben!

Robbi, dein Helferfisch

Jetzt ist es aber höchste Zeit, dass ich dir erzähle, wie ich zu Robbi gekommen bin.

Ich arbeite in einer Kinderarztpraxis als Helfer bei Problemen. Wie du ja schon weißt, gibt es viele Kinder mit diesem »Pipi-ins-Bett-machen«-Problem. Für diese Kinder brauche ich in meinem Programm einen Kalender, in den die Kinder eintragen, ob sie ein paar Stunden, die halbe oder schon die ganze Nacht irgendwann einmal trocken gewesen sind. Deshalb dachte ich mir einen Fisch aus, dessen Schuppen die Kinder anmalen sollten. Ich malte ganz unterschiedliche Fische und ließ meine kleinen Patienten entscheiden, welcher Fisch ihnen am besten gefiel. Sie suchten sich den aus, der im Anhang des Buches abgebildet ist. Und weil er einen Namen brauchte, nannte ich ihn Robbi. Schau ihn dir einmal ganz genau an, er lächelt! Weißt du, warum? Weil er schon weiß, dass du es schaffen wirst, wenn ihr – du und deine Mutti – richtig mitmacht!

Max I und Max II

So, jetzt sollst du noch erfahren, was Max I und Max II nachts tun sollen. Beide sind so winzig klein, dass wir sie nicht sehen können. Aber wir können sie uns vorstellen! Max II sitzt unten an deiner Blase und soll aufpassen und Zeichen geben, wenn sie voll ist. Er soll Max I in deinem Kopf anrufen, damit der dich weckt und du zur Toilette gehst. Wenn du wach bist, also am Tag, können diese kleinen Kerle ruhig schlafen. Logo, am Tag passt du ja selber auf und merkst, wenn deine Blase voll ist. Nun könnte es bei dir so sein, dass Max I dich gar nicht wach bekommt oder dass Max II schrecklich verschlafen ist und nicht aufpasst. Also musst du mal mit diesen Burschen reden und selber lernen, nicht ganz so fest zu schlafen.

So darf es am Tag sein:

Max I   *Max II*

Und nachts:

Nicht so ...

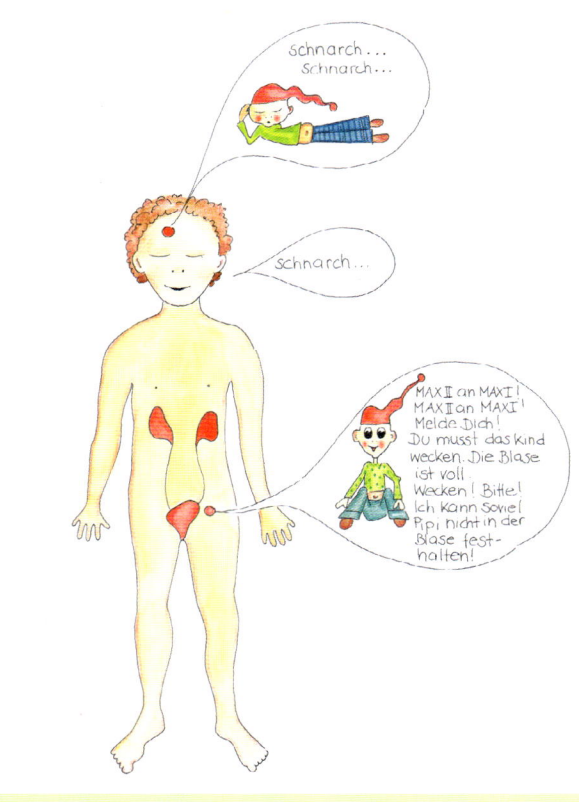

... nicht so ...

Und in der Nacht?

Zunächst einmal solltet ihr überlegen, ob du in der Nacht einmal oder mehrmals dein Bett nass machst. Mutti weiß das vielleicht. Beides kann vorkommen und ist gar nicht »sehr schlimm« oder »weniger schlimm«. Wir müssen es einfach nur wissen, damit wir den für dich richtigen Anfang wählen. Wir wollen schließlich herausfinden, ob du es vielleicht schaffst, schon ganz bald einen größeren Teil einer Nacht trocken zu bleiben. Und deshalb sollt ihr jetzt noch lesen, was ihr in den nächsten Tagen abends tun sollt.

Sind deine Mäxe Schlafmützen?

Auf den beiden Zeichnungen auf der gegenüberliegenden Seite siehst du, wie es nicht sein soll, aber leider vorkommt. Entweder Max I schläft und hört nicht, dass Max II eine volle Blase meldet, oder Max II schläft und merkt nicht, dass deine Blase voll wird.

Wann wird nachts dein Bett nass?
Mutti wird heute, wenn du schläfst, einige Male zu dir kommen und fühlen, ob dein Bett noch trocken ist. Wir wollen doch wissen, wie oft und wann dein Bett nass wird. Ist es trocken, lässt Mutti dich weiterschlafen, ist es nass, weckt sie dich und richtet dein Bett frisch her. Du gehst dann noch schnell zur Toilette und probierst, ob du noch ein wenig Pipi machen kannst. Warum? Ganz einfach: Weil kluge Kinder ihre Blase ganz leer machen, wenn sie noch lange trocken weiterschlafen wollen. Und das willst du doch, oder?

Bevor Mutti ins Bett geht, wird sie noch einmal nachschauen, ob dein Bett noch trocken oder schon nass ist. Dann soll sie dich auf jeden Fall heute und in den nächsten Tagen richtig wecken. Ist das Bett nass, so ist das nicht schlimm! Es ist eigentlich normal, denn wir fangen ja heute erst an, etwas zu üben. Üben heißt: »Immer wieder versuchen und wissen, dass es irgendwann gelingt!«

Also gehst du schnell zur Toilette und machst deine Blase richtig leer. Du weißt ja, wenn du wie beim Stuhlgang drückst, presst du den ganzen Urin, der in deiner Blase ist, heraus. Prima, wenn du mitmachst!

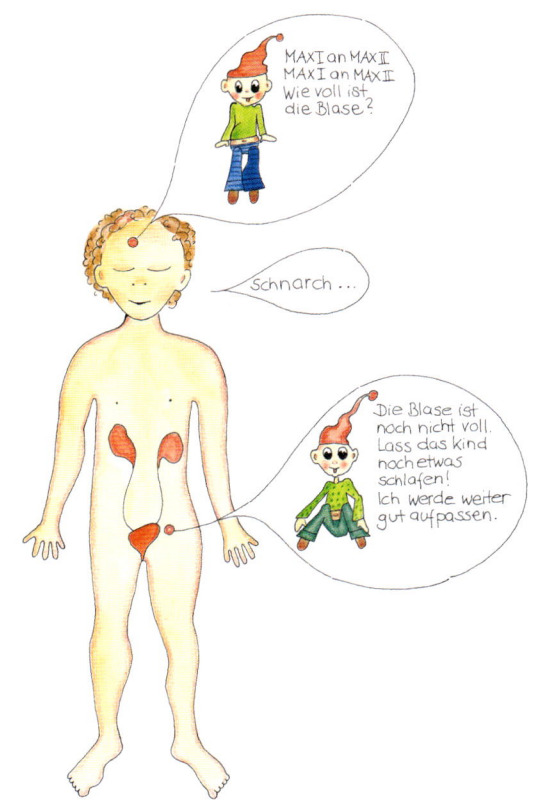

... sondern so: Hier siehst du, wie es richtig ist. Max I fragt nach und Max II meldet an Max I, dass die Blase noch nicht voll ist. Ist sie gefüllt, wird Max II das an Max I melden, der dich dann weckt, so dass du zur Toilette gehen kannst.

Bevor du einschläfst, mach bitte deine Blase ganz leer und denk fest daran, dass du heute Nacht nicht ins Bett machen willst! Das hilft schon ein bisschen.

Mutti soll in der Zwischenzeit dein Bett wieder ganz schön kuschelig machen, und hopp, gehst du wieder hinein. Schlaf gut weiter! Aber bevor du einschläfst, darfst du ganz stolz auf dich sein, denn du hast deine Blase ganz leer gemacht.

Jetzt kannst du ganz lange gut schlafen, bevor sie wieder voll sein wird. Wenn morgen früh dein Bett nass ist, macht das nichts. Fühl mal ganz schnell, ob die nasse Stelle noch warm ist. Ist sie das, so warst du wahrscheinlich diese Nacht schon beinahe trocken. Eine warme nasse Stelle zeigt mir nämlich, dass es noch gar nicht lange her sein kann, dass das Pipi noch in deiner warmen Blase war. Das heißt aber, dass du viele Stunden geschlafen hast, ohne ins Bett zu machen. Prima!

Aller Anfang ist schwer

Wenn der Fleck kalt ist und aussieht, als wäre er schon vor längerer Zeit entstanden, musst du nicht traurig sein. Erstens haben wir gerade erst angefangen, etwas zu üben, und zweitens kenne ich viele Kinder, die anfangs gar keinen Erfolg hatten und doch nach einigen Monaten ganz schnell trocken wurden. Kannst du dir vorstellen, wie traurig sie manchmal waren? Aber sie wurden schnell wieder fröhlich, als ich ihnen erklärte, dass das schon in Ordnung war und sie sicher gut mitgemacht hatten. Das, was sie brauchten, war eine kleine Veränderung im Programm.

Die haben wir ausprobiert, und dann ging es besser. Machen wir bei dir dann auch! Aber lass uns erst einmal abwarten, wie es bei dir geht.

Und deshalb schlage ich vor, dass Mutti nur eine kurze Zeit lang abends, wenn du schläfst, häufiger kontrollieren kommt, ob dein Bett nass oder trocken ist. Das reicht, um festzustellen, ob du einmal, einige Male oder recht oft nachts ins Bett machst. Nichts davon ist schrecklich schlimm, glaube es mir. Du wirst bald immer seltener und eines Tages gar nicht mehr ins Bett machen! Mutti weckt dich und richtet dein Bett frisch her, falls es nass ist. Du versuchst inzwischen, deine Blase ganz leer zu machen, damit in den vielen Nachtstunden, die du jetzt noch ungestört schlafen kannst, viel Urin in deiner Blase Platz findet. Du hast ja schon an einem Wochenende getestet, dass wirklich eine große Menge Urin in deine Blase passt!

Den Streifen-Robbi anmalen

Ihr werdet in den kommenden Nächten das tun, was ich euch soeben beschrieben habe. Falls du dich am Morgen nicht mehr erinnern kannst, ob dein Bett nass oder trocken war, als Mutti dich spät abends weckte, wird sie es dir sagen. Wie es am Morgen war, hast du ja selber festgestellt.

So, nun schau in den Anhang. Dort findest du auf Seite 151 ein Bild von Robbi. Richtig, da sieht er gar nicht wie ein echter Fisch aus, oder? Auf diesem Bild hat Robbi nämlich keine Schuppen, sondern Streifen. Du musst wissen, dass Robbi sich verändern kann, je nachdem, wie man ihn braucht. Er ist eben ein ganz besonderer Fisch.

Du brauchst jetzt erst einmal einen Streifen-Robbi. Jeder Streifen vom Bauch bis zum Rücken gilt für eine Nacht. Der erste Robbi im Anhang hat am Bauch viele kleine Streifen-Stücke. Sie gelten für die ersten Stunden, die du in der Nacht schläfst. An jedem Morgen sollst du einen ganzen Streifen anmalen. Und dafür gibt es Regeln:

Die Anmalregeln

War ein Teil der Nacht trocken, dann nimmst du eine bunte Farbe; war er nass, so malst du den Teil des Streifens, der diesem Nachtstück entspricht, mit schwarzer Farbe an.

Hier ein Beispiel: Mutti kopiert den ersten Streifen-Robbi aus dem Anhang, der für 7 Tage gilt. Jeder Nachtstreifen hat drei kleine Stücke am Bauch (20.00 h–21.00 h, 21.00 h–22.00 h und 22.00 h–23.00 h) und ein großes Stück am Rücken (23.00 h–7.00 h). Du malst nun für die Zeit vom Schlafengehen bis zum ersten Nachschauen – an Robbis Bauch angefangen – ein buntes (schwarzes) Feld, wenn dein Bett trocken (nass) war, als Mutti fühlen kam (und dich dann geweckt hat). Für die Zeit von diesem Nachschauen bis zum nächsten Nachschauen malst du ein buntes oder schwarzes Feld, je nachdem, ob dein Bett noch trocken oder nass war. Von diesem Nachschauen (Wecken) bis zum Schlafengehen von Mutti darfst du vielleicht an irgendeinem Tag schon ein buntes Feldstückchen malen, wenn dein Bett dann noch trocken war. Da Mutti dich nun in dieser Anfangszeit unseres Trainings auf jeden Fall weckt, gehst du jetzt auf die Toilette, machst deine Blase richtig leer und kannst danach ziemlich lange schlafen, bevor deine Blase wieder voll ist. Ob du fast bis zum Morgen trocken durchgeschlafen hast, kannst du selbst kontrollieren. Weißt du noch, wie? Denk nach, ich hatte es dir eben schon verraten!

Du malst auch das letzte Stück vom Streifen dieser Nacht am Morgen an, ja? Ich weiß, dass sehr viele, selten auch alle Bauchstücke in den ersten Wochen von den Kindern schwarz gemalt werden müssen. Das ist nicht schlimm, sondern für mich ganz normal!

Und jetzt noch etwas ganz Wichtiges

Wir wollen uns etwas versprechen. Deine Mutti und ich versprechen dir, dass ab heute während der Zeit dieses Programmes nicht mehr wegen eines nassen Bettes geschimpft oder gestraft wird. Du versprichst uns, dass du die Streifen oder Schuppen von Robbi täglich anmalen wirst, ohne zu mogeln.

Schau, das ist meine Hand. Leg deine eigene Hand darauf, und auch Mutti soll ihre Hand noch auf unsere beiden Hände legen. Du kennst doch sicher das Wort: »Gib mir deine Hand darauf.« Erst dann ist etwas ganz fest versprochen!

Dein Tokenplan

Und jetzt kommt das Beste für dich: Weil ich weiß, dass du dich anstrengen wirst, damit Robbi bald das erste bunte Feld bekommen kann, sollst auch du für solche Erfolge belohnt werden. Jeder bunte Streifenteil, später jede bunte Schuppe ist ein Token. Ein Token ist eine Wertmarke oder ein Chip, und er gehört zu einem Tokenplan. Ein Tokenplan ist ein Plan, in dem eingetragen ist, gegen was du einen Token oder mehrere Tokens eintauschen kannst.

Ich denke, ich nenne dir einfach ein paar Dinge als Beispiel, die meine kleinen Patienten in ihren Tokenplan geschrieben haben:

- 1 Token: abends eine kurze Geschichte vorgelesen bekommen
  oder 15 Minuten mit Vati oder Mutti Lego spielen
  oder abends eine Kissenschlacht machen
  oder den Nachtisch für den nächsten Tag aussuchen
  oder ein Gesellschaftsspiel spielen usw.

- 2 Tokens: eine lange Geschichte vorgelesen bekommen
  oder irgendetwas kochen dürfen (Pudding, Waffeln)
  oder abends mit der Familie zu Hause ein Eis essen
  oder mit jemandem etwas basteln oder reparieren
  oder einen Freund oder eine Freundin einladen dürfen usw.

- 3 Tokens: kleine Fahrradtour mit der Familie oder Vati
  oder ins Schwimmbad gehen
  oder Schlittschuh laufen
  oder am Sonntag aussuchen, was die Familie unternimmt usw.

- Viele Tokens: eine Fahrt zum Zoo, zum Aquazoo, zu einer Ausstellung, zu einem Vergnügungspark dir zu Ehren

Das sind ein paar Beispiele. Mag sein, dass du manches davon gar nicht als Belohnung ansehen kannst. Deshalb darfst du dir deinen eigenen Tokenplan aufschreiben, in dem dann nur Dinge stehen, die du so richtig gern magst!

Schau bitte in den Anhang auf Seite 155. Dort findest du einen leeren Tokenplan, in den du deine Wünsche bitte noch heute einträgst. Viel schöner ist es natürlich, wenn du dir deinen eigenen, bunten Tokenplan malst. Wenn dir später noch etwas richtig Gutes einfällt, dann schreibt ihr es einfach noch dazu.

Wird dein Robbi schon bunt?

So, ich bin jetzt schon gespannt, wie dein Streifen-Robbi nach einer Woche aussehen wird. Ob er schon ein buntes Feld haben wird? Oder vielleicht sogar zwei? Das wäre toll! Wenn er aber noch ganz dunkel ist, musst du nicht traurig sein. Ich weiß sicher einen Rat. Aber den verrate ich dir erst im nächsten Schritt.

Deine Schlaftiefe

In den letzten Tagen habt ihr irgendwann festgestellt, wie tief du schläfst. Die meisten meiner kleinen Patienten schlafen sehr fest und sind erst wach geworden, wenn ihre Mutti sie gerufen und angefasst hat. Wie war es bei dir? Schläfst du auch so fest?

Du kannst daran etwas ändern, wenn du jeden Abend, bevor du einschläfst, denkst: »Ich will merken, wenn meine Blase voll ist. Ich will nicht so ganz fest schlafen.«

Außerdem habt ihr an zwei Tagen aufgeschrieben, wie viel du getrunken hast, wie oft du zur Toilette gegangen bist und wie viel Pipi du bei jedem Mal gemacht hast. Wie war's? Fand Mutti das ganz prima? Dann ist es gut. Oder meinte sie, dass du manches anders machst als andere Kinder? Dann will ich euch erzählen, wie ihr daran etwas ändern könnt. Aber auch das erst in der nächsten Woche!

Ist alles bereit zum Schlafengehen? Dann nimm dir ganz fest vor aufzuwachen, wenn deine Blase sich meldet. Es wird von Nacht zu Nacht leichter gelingen.

Ich finde, du hast jetzt wirklich enorm lange zugehört und du hast dir etwas verdient. Wärst du bei mir in der Praxis, so würde jetzt deine Spielzeit anfangen. Spielzeit heißt, dass für 20 Minuten der kleine Patient bestimmen darf, was wir machen: Gesellschaftsspiele oder etwas zusammen malen oder eine Bastelei beginnen oder etwas lesen. Ich würde mich freuen, wenn deine Mutti (dein »Helfer«) mit dir jetzt eine Spielzeit machen könnte.

Ich sage dir: »Auf Wiedersehen bis zur nächsten Stunde in einer Woche. Ich wünsche euch Freude miteinander, Mut und ein wenig Erfolg. Deine Frau Doktor.«

Anleitung zum dritten Schritt

Hat Ihr Kind in den Tagen der letzten Woche jeweils einen Streifen vom Streifen-Robbi angemalt?

Wenn es bisher alle Felder schwarz malen musste, war es für Sie sicher oft nicht einfach, Sohn oder Tochter zum Anmalen zu bewegen. Dennoch müssen Sie es versuchen. Versichern Sie Ihrem Kind, dass wir ja erst am Anfang eines Übungsprogrammes stehen. Wenn es jetzt schon fast alles oder ganz viel davon könnte, hätten Sie sich dieses Buch ja gar nicht zu besorgen brauchen.

Zuversicht ausstrahlen
Für Ihr Kind ist es ganz wichtig zu erleben, dass Sie fest an den Erfolg glauben. Indem Sie mit diesem Programm begonnen haben, hat sich für Ihr Kind bezüglich seines Einnässproblems etwas ganz Entscheidendes verändert. Es hat eine Entlastung erfahren, weil es, hoffend auf Erfolg, voll positiver Erwartung ist. Noch vor wenigen Tagen waren Sie und Ihr Kind recht misserfolgsorientiert, weil Sie an jedem Morgen mit einem nassen Bett rechneten. Nun aber hoffen Sie beide auf Erfolg.

Kinder übernehmen gern die Vorstellungen der Eltern. Wenn es Ihnen also gelingt, positiv zu denken, wird auch Ihr Kind positiv denken!

Und wie sollen Sie das fertig bringen? Was biete ich Ihnen? Kein neues Medikament, keinen umwerfend andersartigen Behandlungsweg! Und das soll etwas werden?

In der Sprechstunde erlebe ich oft Zweifel auf den Gesichtern der Eltern, besonders in den Familien, die schon zahlreiche Behandlungsversuche bezüglich des Bettnässens letztlich erfolglos eingestellt haben. Tatsächlich sind dabei oft auch die Wege ausprobiert worden, die ich Ihnen in diesem Programm anbiete. Und das Kind wurde nicht trocken! Warum also sollte es jetzt funktionieren?

Ich höre diese Zweifel und kann sie verstehen. Aber ich weiß auch, dass dieses Programm Erfolg bringen wird, wenn Sie trotz aller bisher erlebten Enttäuschungen an den Erfolg glauben wollen und diesen Glauben Ihrem Kind vermitteln können.

Immer wieder Mut schöpfen

In der Praxis kann ich den kleinen Patienten und den Eltern im persönlichen Kontakt die Zuversicht geben, die sie benötigen, um wirklich mitarbeiten zu können. Bei diesem Trainingsprogramm in Buchform müssen Sie Ihre Kraft und Zuversicht aus den Zeilen der Anleitung ziehen. Deshalb werde ich oft – mag sein, hin und wieder für eine Mutter auch zu oft – »Mutmacherabschnitte« einstreuen. Außerdem will ich Ihnen immer wieder aufzeigen, wie sich schrittweise die Beziehung zu Ihrem Kind und damit der Umgang miteinander verändern. Ich erlebe immer wieder, wie es den Familien von Woche zu Woche besser geht!

Die Blase bewusst wahrnehmen

Ihr Kind soll lernen wahrzunehmen, ob seine Blase wirklich voll ist oder ob es nur wegen einer Angewohnheit (vielleicht haben Sie ja in bester Absicht das Kind angehalten, recht oft zur Toilette zu gehen) oder aus Langeweile viel zu oft zur Toilette geht.

Ist das der Fall, dann lässt Ihr Kind unbewusst nicht zu, dass seine normal große Blase sich richtig füllen kann. Ihr Kind entleert seine Blase dann häufig schon zu einem Zeitpunkt, zu dem noch viel Urin in der Blase gepasst hätte, wenn sich die in der Blasenwand gelegene Muskelschicht entspannt hätte.

Sie haben sicher schon erlebt, dass Sie zu unpassender Zeit den Druck einer vollen Blase verspürten und in ziemliche Bedrängnis kamen, weil keine Toilette erreichbar

Wenn Sie zwischendurch ein bisschen am Erfolg zweifeln, dann denken Sie daran, dass ich in meiner Praxis schon die verschiedensten Fälle hatte, doch hoffnungslos war keiner, und auch bei Ihnen ist kein Grund da, keine Hoffnung mehr zu haben.

war. Und was geschah dann? Nach kurzer Zeit nahm der unangenehme Druck ab. Es ist sogar möglich, dass Sie bei Erreichen Ihrer Wohnung vielleicht gar nicht mehr das Gefühl hatten, eine Toilette zu benötigen. Die Muskelschicht in Ihrer Blasenwand war erschlafft, die Blase konnte ein größeres Volumen aufnehmen. Die in der Blase befindliche Urinmenge drückte nicht mehr gegen eine angespannte Blasenwand und damit auch nicht mehr gegen den Schließmuskel der Blase, den Sie nur mit Mühe in der nötigen Anspannung hatten halten können.

Ihr Kind besitzt diese Fähigkeit, den Schließmuskel der Blase angespannt zu halten und die Blasenwand zu entspannen, vielleicht noch nicht in ausreichendem Maße, so dass im Schlaf der Druck der gefüllten und damit angespannten Blase die Haltekraft des Schließmuskels überwindet, bevor ein ausreichender Weckreiz von der angespannten Blase zum Gehirn übermittelt wird. Somit fließt nachts der Urin vom Kind unbemerkt ins Bett. Am Tag bewältigt ein solches Kind das Problem, indem es oft (mehr als 7-mal, bei Vorliegen einer Drangsymptomatik sehr oft, 10- bis 15-mal pro Tag) zur Toilette geht und damit verhindert, dass der Druck in der Blase zu groß wird.

Die Blase zu beherrschen fällt in manchen Situationen jedem schwer, und Ihr Kind hat noch wenig Gelegenheit gehabt, diese Beherrschung einzuüben.

Mit dem Text des letzten Abschnittes möchte ich Sie aber nicht dazu verleiten, Ihr Kind dazu anzuhalten, dass es bei wirklichem Harndrang das Entleeren der Blase hinausschiebt, denn das ist nicht gesund. Nur, wenn Ihr Kind sehr oft zur Toilette geht und jeweils nur eine kleine Urinmenge entleert, sollten sie es auffordern, den Toilettengang etwas hinauszuschieben.

Die Blase wahrnehmen und das Aufwachen trainieren

Nun braucht Ihr Kind ein wenig Übung, damit es auch im Schaf den Druck seiner gefüllten Blase wahrnehmen kann. Und diese Übung bekommt es in einem gemäßigten, nicht in einem übertriebenen Training!

Absolut unschädlich ist es, wenn Sie mit Ihrem Kind üben, durch Pressen in den Bauch die Blase richtig zu entleeren oder durch Unterbrechen des Urinlassens ein Gefühl für die Funktion des Blasenschließmuskels zu ent-

wickeln. Sie sollten aber Ihr Kind nicht dazu anhalten, bei voller Blase und Harndrang den Toilettengang länger hinauszuschieben.

Was das Aufwachtraining angeht, das im folgenden Schritt ab Seite 67 beschrieben wird, sollten Sie Ihr Kind möglichst zusätzlich täglich abends daran erinnern, dass es sich vornehmen soll, entweder aufzuwachen, wenn die Blase voll ist, oder das Pipi festzuhalten, bis Sie es morgens wecken.

Bitte denken Sie daran, dass während des Programms nicht geschimpft werden soll – auch nicht ohne Worte, mit einem entsprechenden Gesichtsausdruck!

Was Ihnen zu schaffen macht

Aber auch Mütter sind nur Menschen, und vielleicht haben Sie in den letzten Jahren eine »Allergie« gegen nasse Wäsche entwickelt und wissen gar nicht, wie Sie Ihre »allergische Reaktion« verhindern können. Sie wollen kein Gesicht ziehen, nicht schreien, das Kind nicht strafen. Aber wie schafft man das? Mein Vorschlag lautet: Bevor Sie zum Bett Ihres Kindes gehen und nachschauen, vergegenwärtigen Sie sich ein paar Punkte.

Denken Sie daran, wenn Zweifel und Resignation in Ihnen aufkommen wollen

- Ihr Kind macht sein Bett nicht nass, weil es Sie ärgern möchte, sondern weil es etwas noch nicht kann.
- Wir haben gerade erst mit dem Programm angefangen, und ich habe Ihnen gesagt, dass wir ziemlich sicher Erfolg haben werden, obwohl ich nicht weiß, wie schnell oder langsam wir die Erfolgsstufen erklimmen werden.
- Ihr Kind hofft bestimmt an jedem Abend, dass es morgens ein trockenes Bett haben wird. Hat es dies nicht (und das ist doch jetzt noch normal!), so ist es auch enttäuscht und braucht Ihre Zuversicht als Trost.
- Sie wollen ganz fest an den kommenden Erfolg glauben.
- Es ist wichtig, dass Sie Ihrem Kind gegenüber ehrlich Ihre Gefühle zeigen. Nur so kann Ihr Kind Ihnen vertrauen und eines Tages, wenn es wirklich echten Erfolg hat, Ihre ehrliche Freude genießen.

Wenn also jetzt in den nächsten Tagen das Bett Ihres Kindes sehr häufig oder immer nass sein sollte, dann zeigen Sie ein neutrales Gesicht. Sie dürfen ruhig einen Satz wie »Es hat noch nicht geklappt« sagen, denn Ihr Kind hatte ja auch auf Erfolg gehofft und ist enttäuscht. Doch Sie sollten noch etwas hinzufügen: Sagen Sie Ihrem Kind, dass Sie nicht traurig sein wollen, dass Sie sich vorgenommen haben, viel Geduld zu haben, dass Sie ganz fest an den Erfolg glauben. Sagen Sie, dass Sie neugierig darauf sind, wie es wohl weitergeht.

So stellen Sie sich als Helfer an die Seite Ihres Kindes und geben ihm Halt und Mut. Wenn Sie das schaffen, werden Sie sich richtig wohl fühlen können, obwohl Sie wieder das Bett abziehen müssen. Wenn Ihr Kind Ihnen dabei von sich aus helfen will, dann stimmen Sie zu. Denkt es aber gar nicht daran, dann fordern Sie es bitte nicht zur Mithilfe auf, denn das könnte schon als Strafe empfunden werden.

Denken Sie bei Ihrer Arbeit daran, dass Sie in ein paar Monaten dieses nicht mehr tun müssen. Bauen Sie sich selbst auf!

Hinweise zum Tokenplan

Haben Sie einen Tokenplan mit Ihrem Kind erstellt? Es ist wichtig, dass darin die Wünsche des Kindes, nicht die der Eltern erscheinen. Und es ist ganz wichtig, dass die bunten Felder auch wirklich regelmäßig eingetauscht werden – anfangs möglichst täglich, denn damit zeigen Sie Ihrem

Gerade in den ersten Wochen sind kleine Belohnungen ganz wichtig, die Ihrem Kind Mut geben, das neue Training durchzuhalten.

Kind, wie sehr Sie sich über seinen kleinen Erfolg freuen und wie wichtig für Sie die gemeinsame Anstrengung und Freude sind.

Das Kind darf nicht zu oft mit »Ja, später« abgespeist werden. Wie soll es in diesem Fall glauben, dass Sie ein zuverlässiger Helfer sind? Prompter Lohn erhöht die Freude an der Arbeit, und Anerkennung tut jedem gut!

Geschwister mit einbeziehen

Falls ein Geschwisterkind in der Familie etwas neidisch reagiert auf die Zuwendung, die das einnässende Kind erfährt, so überlegen Sie mit diesem Kind, ob es nicht auch ein »Problem« hat, an dem es arbeiten möchte. Beispiele dafür: Aufräumen, pünktlich nach Hause kommen, übertragene Pflichten im Haus auch wirklich erledigen, das Daumenlutschen oder Nägelkauen einstellen usw.

Hat einer im Familienverbund ein Problem, ist das bis zu einem gewissen Grad auch ein Problem für die anderen.

Lassen Sie dieses Kind für sein Problem sich auch ein Protokollblatt zeichnen, und erstellen Sie mit ihm ebenfalls einen Tokenplan.

Fürchten Sie nicht, dass Sie nun wegen der vielen einzulösenden Tokens weder Ihre Tagesarbeit erledigen können noch irgendwann etwas Freizeit für sich haben werden! Denn erstens treten Veränderungen in der Regel nur langsam ein, und zweitens bringen die eingetretenen Veränderungen meist einen Zeitgewinn (Sie räumen weniger hinter den Kindern her und vergeuden weniger

Zeit mit Ermahnen und Schimpfen). Und eine Verbesserung des familiären Klimas tut allen gut! Außerdem hat die Erfahrung gezeigt, dass das Einlösen der Tokens im Lauf der Zeit dem Kind oft nicht mehr wichtig ist. Es freut sich, weil es etwas durch eigene Anstrengung geschafft hat, und es genießt, dass es nun öfter einmal gelobt wird.

Das Ergebnis ist wichtiger als die Belohnung

Oft stellen die Kinder in meiner Praxis freiwillig das Eintauschen der Tokens ganz ein, wenn sie schon mehrere Tage in jeder Woche trocken durchgeschlafen haben. Meist vereinbaren sie dann mit den Eltern eine besondere Belohnung für die erste ganz trockene Woche und fangen an, zu überlegen, welcher Wunsch wohl in Erfüllung gehen soll, wenn sie endgültig trocken sein werden.

Dritter Schritt

Weißt du, dass ich auf die dritte Therapiestunde mit meinen kleinen Patienten immer ganz besonders neugierig bin? Denn in dieser Stunde erfahre ich zum ersten Mal, wie der Robbi bei diesem Kind aussieht. Und das ist immer besonders spannend!

Wie dein Robbi aussieht

Heute kann ich feststellen, ob ich den richtigen Weg vorgeschlagen habe oder ob wir das Programm etwas verändern sollten, damit es auch dir mehr Freude macht. Also, wie sieht dein Robbi aus?

Erste Möglichkeit:
Alle Felder von jedem Tag sind schwarz

Das ist nicht schlimm. Das zeigt mir nur, dass du jetzt in der ersten Zeit mit dem Streifen-Robbi mit den vielen kleinen Stücken am Bauch erst einmal weiterüben sollst. Ihr könnt auch den Streifen-Robbi, der nur einen Mittelstrich hat, kopieren und ihm drei Zusatzstriche längs in die Bauchhälfte zeichnen. Dann hast du vier Abschnitte für die ersten Nachtstunden. Wenn Mutti ein paar Tage lang oft fühlen kommt, wirst du sicher in der nächsten Woche auch mal einen Abschnitt bunt anmalen dürfen.

Wenn Mutti fühlen kommt, soll sie dich nur dann wecken, wenn dein Bett nass ist. Ist es trocken, so merkt sich Mutti das, und du darfst am nächsten Morgen ein

kleines Streifenstück bunt anmalen. Wenn Mutti ins Bett gehen will, schaut sie zum letzten Mal nach und weckt dich in den nächsten zwei Wochen dann immer. Ihr merkt euch, ob dein Bett trocken oder nass war. Du gehst zur Toilette, machst deine Blase ganz leer und gehst wieder ins Bett. Nun darfst du ungestört bis zum Morgen schlafen. Am Morgen malst du deinen Streifen-Robbi ganz ehrlich an, ja?

Zweite Möglichkeit:
Hurra! Du hast ein buntes Feld

Finde ich super, dass du schon in der ersten Woche einen Erfolg gehabt hast. Ich glaube, wir sollten bei einem 7-Tage-Streifen-Robbi mit den vier Nachtstücken bleiben. Weißt du, ich bin immer wieder überrascht, wie viele Kinder schon in den ersten Wochen einen Robbi mitbringen, der manchmal sogar mehr als ein buntes Feld hat. Darüber freue ich mich natürlich, und dafür belohne ich meine kleinen Patienten. Ich hatte dir ja schon erzählt, dass die Kinder in der Praxis, wenn sie gut zugehört und mitgemacht haben, eine Spielzeit am Ende der Stunde bekommen. Ich denke, ihr solltet das auch einführen! Bei mir ist es nun so, dass die Spielzeit umso länger wird, je mehr bunte Felder da sind. Wie findest du das? Gut?

Damit du weißt, wie du die Stücke deines Robbi-Streifens anmalen kannst, soll Mutti auch bei dir in der nächsten Woche noch einmal, höchstens zweimal abends fühlen und bevor sie ins Bett geht, dich wecken.

Dritte Möglichkeit:
Du hast mehr als ein Feld
bunt anmalen können

Das ist ja wunderbar! In der ersten Woche schon so ein Erfolg! Mal schauen, wo die bunten Felder sind. Meistens sind sie am Bauch von Robbi und erzählen etwas über die Zeit von deinem Schlafengehen bis zum Wecken durch Mutti, bevor sie selbst schlafen geht. Das ist schon ganz in Ordnung so. Schau dir einmal Fische an. Fast alle sind oben dunkel, jedenfalls dunkler als unten am Bauch. Ich denke, dein Fisch sieht toll aus. Du kannst ganz stolz auf dich sein! Bitte male einen 7-Tage-Streifen-Robbi, der nur noch einen Zusatzstrich längs im Bauch haben sollte – oder wagst du es, den Streifen-Robbi ohne Zusatz-Strich zu nehmen? –, weiter an. Ich bin gespannt, wie er nach einer Woche aussehen wird. Deine Mutti soll, bevor sie ins Bett geht, fühlen und dich nur wecken, wenn dein Bett nass ist, damit du im frisch gemachten Bett eine »neue Chance« für den Rest der Nacht hast!

Vierte Möglichkeit:
Dein Streifen-Robbi hat einen ziemlich bunten Bauch und einen dunklen Rücken, der vielleicht schon einen oder mehrere bunte Flecke hat

Dann bist du schon fast »Spitze«! Du kannst nämlich schon etwas, das die meisten meiner kleinen Patienten, die nach diesem Programm arbeiten, am Anfang noch nicht können. Du kannst das Pipi schon einige Stunden in deiner Blase festhalten, auch wenn du schläfst. Oder stehst du sogar manchmal auf und gehst zur Toilette? Das wäre ja ganz besonders schön, denn dann passt dein Max II nachts manchmal gut auf und meldet an Max I: »Hallo, weck dieses Kind, denn seine Blase ist voll. Es soll zur Toilette gehen!«

Wenn das bei dir so ist, dann brauchst du die Übungen, die jetzt beschrieben werden, nicht unbedingt zu machen – nur, wenn du Lust hast. Du kannst es ja schon! Auf jeden Fall hast du viel Spielzeit und ein extragroßes Lob verdient! Du übst natürlich mit einem Streifen-Robbi für 7 Tage, der keinen Zusatzstrich hat, weiter. Mutti fühlt bei dir in der nächsten Woche nur noch, wenn sie ins Bett geht, weckt dich aber nur, wenn das Bett nass ist.

Wie belohnt dich dein Tokenplan?
Sag mal, habt ihr den Tokenplan im Anhang ausgefüllt? Dir sind bestimmt ein paar ganz besonders tolle Belohnungsmöglichkeiten eingefallen, stimmt's?

Und sobald du ein buntes Feld gemalt hast, kannst du dir wünschen, gegen was es eingetauscht werden soll. Ein eingetauschtes Feld streicht ihr bitte durch, denn dann kann es keinen Streit geben, ob oder ob nicht belohnt worden ist. Natürlich meine ich nicht, dass du oder Mutti mogeln möchte, sondern dass einer von euch es nicht mehr genau weiß.

Das Aufwach- und das Blasen-Wahrnehmungstraining
Trifft für dich die erste, zweite oder dritte der oben genannten Möglichkeiten zu, dann will ich dir heute noch schnell erzählen, was du in der nächsten Woche üben kannst, damit auch du von Woche zu Woche mehr bunte Felder malen darfst.

Du brauchst
- Ein »Ich-will-aufwachen«-Training
- Einen Max I und Max II, die besser aufpassen und dir helfen, dass du im Schlaf deine volle Blase wahrzunehmen lernst

Aufwachtraining
Stell dir einmal vor, du liegst am Abend im Bett und weißt, dass du morgen einen ganz besonders schönen Tag haben wirst. Was ist für dich ein ganz besonders schöner Tag? Ich weiß es nicht, aber ich kann ja einmal raten. Also z. B.: »Morgen ist euer erster Ferientag, und ihr werdet verreisen« oder »morgen ist Weihnachten« oder »morgen hast du Geburtstag« oder »morgen bekommst du etwas geschenkt, das du dir schon so lange gewünscht hattest, oder »morgen kommt jemand zu euch, auf den du dich schon so lange gefreut hast«.

Glaubst du, dass du dann verschlafen würdest? Ganz bestimmt nicht! Du bist bestimmt früher wach als sonst, weil du dich auf diesen Tag freust, weil du diesen tollen Tag nicht halb verschlafen möchtest! Dich erwartet etwas Schönes, und du wirst wahrscheinlich ganz von allein wach. Vielleicht von allein, vielleicht aber auch, weil in deinem Kopf Max I »Aufwachen, du darfst dich freuen« gerufen hat!

Nun aber zu deinem Aufwachtraining: Wenn du etwas übst, wirst du bald leichter aufwachen können. Dazu denkst du abends, bevor du einschläfst, ganz fest daran, dass du wach werden willst, wenn deine Blase voll ist. Dann kannst du nämlich morgen deinen Robbi ein wenig bunt anmalen. Jedes bunte Feld ist ein Token, wie du ja weißt! Und Tokens sind Gutscheine für kleine Wünsche. Auch wenn du es jetzt nicht glauben kannst, dass du es schaffst, es geht! Klar, es wird nicht unbedingt gleich am ersten Tag klappen. Ich hatte dir ja schon erklärt: »Üben heißt immer wieder versuchen und wissen, dass es irgendwann einmal ganz gewiss klappen wird.«

Ganz ehrlich: Alle meine kleinen Patienten haben es gelernt. Und du lernst es auch!

Und wenn du jetzt noch mit Max I und Max II ein ernstes Wörtchen am Abend redest und ihnen sagst, dass sie ihre Pflicht tun und ganz gut aufpassen sollen, dann wirst du sicher bald einmal aufwachen, wenn deine Blase voll ist.

Blasenwahrnehmungs-Training

Wie sieht es bei dir am Tag aus? Kannst du in deiner Blase eine (ziemlich) große Menge Pipi festhalten, oder gehst du recht oft am Tag zur Toilette und machst jedes Mal nur ein bisschen, auch dann, wenn du eigentlich noch gar nicht musst? Hast du dir das so angewöhnt, weil du gefürchtet hast, dass du vielleicht sonst auch am Tag in die Hose machen würdest? Ist das so, dann versuch bitte einmal, wirklich erst dann zur Toilette zu gehen, wenn du fühlst, dass du musst. Normalerweise gehen Kinder 5- bis 7-mal in 24 Stunden zur Toilette.

Schiebe aber bitte den Toilettengang nicht lange hinaus, wenn du eigentlich schon musst.

Deine Blase hat ein bisschen etwas von einem Luftballon: Sie ist dehnbar, so dass viel hineinpasst.

Jetzt kannst du noch etwas anderes versuchen: Wenn du wieder zur Toilette musst, versuche einmal, ob es dir gelingt, das Pipimachen zu unterbrechen. Mutti kann dir dabei helfen. Wenn sie mit dir zur Toilette geht und hört, dass du Pipi machst, soll sie »Stopp!« sagen. Du versuchst, das Pipi festzuhalten. Dann sagt Mutti »weiter«, und du machst jetzt deine Blase richtig leer. Wenn das geklappt hat, hast du dich richtig angestrengt und gespürt, wie sehr das Pipi in der Blase drücken kann. Ich wette, Max II ist aufgewacht und hat dir geholfen, die noch volle Blase fest zuzuhalten!

Ich freue mich, dass du wieder so gut zugehört und mitgemacht hast, und wünsche dir viel Spaß in deiner jetzt folgenden Spielzeit. Deine Frau Doktor.

Anleitung zum vierten Schritt

Hat Ihr Kind wieder alle 7 Streifen angemalt, auch wenn es diese überwiegend schwarz anmalen musste? Vielleicht haben Sie erlebt, wie schwer es ihm gefallen ist. Ich hoffe aber, dass Sie Ihrem Kind Mut gemacht und nicht Enttäuschung gezeigt haben. Bravo!

Ist es Ihnen aber sehr schwer gefallen oder nicht gelungen, Ihre Enttäuschung zu verbergen, so will ich Ihnen jetzt zeigen, wie Sie den Erfolg, den Ihr Kind bisher gehabt hat, sichtbar machen können. Denn nur wenn Sie bald ein wenig Erfolg erkennen können, wird es Ihnen möglich sein, auch auf weitere Erfolgsschritte ehrlich zu hoffen. Wenn Sie Hoffnung nur heucheln, wird Ihr Kind Sie bestimmt schnell durchschauen!

Erfolgserlebnisse suchen

Im Anhang Seite 156 finden Sie das Protokollblatt »Veränderungen, die kleine Erfolge sind«. Auf diesem können Sie eintragen, wie viele Flecken am Morgen im Bett sind, ob alle Flecken im Bett Ihres Kindes beim Wecken oder Wachwerden kalt oder einer noch warm war und ob das Kind noch viel, nur wenig oder keinen Urin mehr entleeren konnte.

Ein warmer Fleck ist, wie bereits erwähnt, erst kurze Zeit zuvor entstanden. Je mehr Urin das Kind nach dem Wecken noch auf der Toilette entleeren kann, desto schneller hat es, bevor es wach wurde, im Unterbewusst-

Unwille oder Frustration sollte sich nicht planlos Bahn brechen. Stellen Sie Ihr Kind zur Rede, erinnern Sie es an Ihr gemeinsames Ziel und sein Versprechen, durchhalten zu wollen, wenn es aggressiv und unwillig auf seinen vermeintlich nicht vorhandenen Erfolg reagiert.

sein sein Einnässen wahrgenommen und dieses unterbrochen. Das aber ist ein kleiner Erfolg! Zählen Sie die nassen oder bereits getrockneten Flecken, und messen Sie als »Mutmacher« den Durchmesser des Flecks an jedem Morgen. Nimmt die Zahl der Flecken pro Nacht ab oder wird der Durchmesser der Flecken kleiner, so ist das ein Erfolg. Ihr Kind hat seltener oder jeweils nur eine kleinere Menge Urin ins Bett gemacht. Aber bitte bleiben Sie ehrlich vor sich und Ihrem Kind!

Manchmal kann es nützlich sein, dieses Protokoll ein paar Tage zu führen, ohne dass das Kind davon weiß. So kann es das Kind nicht noch zusätzlich belasten. Können Sie aber aus diesem Protokoll einen Erfolg ablesen, dann zeigen Sie es Ihrem Kind und freuen sich gemeinsam darüber.

Auf jeden Fall soll Ihr Kind in seiner vierten Übungsstunde – auch wenn alle Streifen ganz schwarz sind – die Flossen und den Kopf von seinem Streifen-Robbi nach sei-

nen Wünschen bunt anmalen dürfen. Bitte achten Sie darauf, dass Ihr Kind die Bilder, die es anmalen soll, nicht mutwillig-zornig verkritzelt. Tut es dieses dennoch, so sagen Sie ihm ganz entschieden, dass Sie sein Tun nicht gutheißen. Eine Strafe soll es nicht geben. Seien Sie konsequent, und geben Sie Ihrem Kind keinen Ersatz-Robbi. Sagen Sie ihm, dass der Robbi jetzt so bleiben wird, aber dass Sie auch glauben, dass der nachfolgende Robbi schöner aussehen wird.

Ich kann Ihnen versichern, dass mir noch kein Kind zwei verkritzelte Robbi-Blätter mitgebracht hat! Aber ich merkte, dass manches Kind ausprobieren musste, ob ich stark genug sei, um es zu führen.

Der Schuppen-Robbi

Es kann durchaus sein, dass Ihr Kind nur einmal in den Abendstunden sein Bett nass macht oder schon recht gut viele Stunden nach dem Einschlafen trocken bleiben kann und erst gegen Morgen einnässt. Wenn Sie in der Regel nur einen Fleck pro Nacht in der Bettwäsche finden, können Sie daraus schließen, dass Ihr Kind nur einmal pro Nacht einnässt. Dann sollten Sie schon jetzt dem Kind als nächsten Protokollbogen einen Schuppen-Robbi geben. Bitte wecken Sie Ihr Kind abends nicht mehr!

An jedem Morgen darf es eine Schuppe für die ganze Nacht anmalen. Selbst wenn Sie befürchten, dass Ihr Kind jetzt nur noch schwarze Schuppen malen wird, sollten Sie den Mut haben, es auszuprobieren. Vielleicht schafft Ihr Kind mehr, als Sie ihm zutrauen. Wäre es nicht schön, wenn es Ihnen zeigen könnte, dass es schon jetzt einmal eine ganze Nacht trocken ist?

Den Erfolg steigern

Ist Ihr Kind schon so weit, dass es auch vor Beginn dieses Trainingsprogrammes gelegentlich eine Nacht trocken durchgeschlafen hat, so kann es versuchen, zweimal in einer Woche oder auch zwei Tage hintereinander trocken zu bleiben. Kinder strengen sich gern an, um die Eltern zu überraschen, wenn sie erleben, dass ihre Erfolge den Eltern Freude bereiten.

Möglichkeiten, den nächtlichen Gang zur Toilette zu erleichtern, sind im nun folgenden vierten Schritt beschrieben.

Vierter Schritt

Hallo, da bin ich wieder! Und ich bin neugierig darauf, wie dein Streifen-Robbi heute aussieht. Sind schon bunte Flecken dabei? Na, das wäre ja wirklich schön!

Wenn aber alle Streifen schwarz sind, hast du vielleicht doch schon etwas geschafft. Lass dir mal von Mutti erzählen, wie es früher meist war, als sie dich morgens weckte.

Vielleicht waren früher mehrere Flecken in deinem Bett, und nun ist es meist nur einer! Oder der Fleck sieht ganz frisch aus und ist noch warm, dann hast du sogar etwas ganz Tolles geschafft! Du hast seltener Pipi ins Bett gemacht als früher, und du hast vielleicht lange geschlafen und deine Blase fest zugehalten. Erst kurz bevor Mutti dich wecken kam, ist Pipi ins Bett gelaufen. Beinahe wärst du trocken gewesen! Schon bald wirst du deinen Robbi bunt anmalen können!

Den Robbi fertig malen

Erfolge soll man sichtbar machen. Deshalb darfst du die Flossen und das Gesicht von deinem Streifen-Robbi jetzt so bunt anmalen, wie du möchtest.

Vielleicht möchtest du um den Robbi herum buntes Licht und Wasser malen. Schöne bunte Farben in Robbis Nähe sagen uns, dass dein Robbi bald bunt werden wird.

Fertig? Sieht er nicht toll aus, dein Robbi? Und hast du gesehen, dass er immer ganz glücklich lächelt? Worüber wohl? Logo, er freut sich, dass du so schön mitgemacht hast und dass ihr ganz schnell weiter trainieren wollt.

Dein neuer Robbi

Ein Streifen-Robbi

Für die nächste Woche brauchst du wieder einen neuen Streifen-Robbi.

Wenn deine ersten Streifen-Robbis keinen, einen oder zwei bunte Flecken haben, solltest du noch einmal einen 7-Tage-Streifen-Robbi mit einem oder zwei Zusatzstrichen längs im Bauchteil in der nächsten Woche anmalen. Wenn der letzte Robbi einen ziemlich bunten Bauch hat,

dann brauchst du keinen Zusatzstrich mehr. Male dann einen 14-Tage-Streifen-Robbi in der nächsten Zeit an. Mach bitte an jedem Abend vor dem Zubettgehen deine Blase ganz leer und rede ein ernstes Wort mit Max II. Dieser soll gut aufpassen und an Max I melden, wann deine Blase so voll ist, dass du das Pipi nicht mehr festhalten kannst. Max I soll dich dann wecken. Nimm dir ganz fest vor: »Ich will merken, wenn Max I mich wecken will.« Dann klappt es bestimmt bald.

Und da du weiter mit dem Streifen-Robbi trainierst, soll deine Mutti abends noch nachschauen, wie dein Bett aussieht, wenn sie ins Bett geht. Nur, wenn es nass ist, soll sie dich wecken. Dann gehst du zur Toilette. Morgens besprecht ihr, wie du deinen Robbi-Streifen anmalen darfst.

Ein Schuppen-Robbi

Wenn dein Streifen-Robbi einen ziemlich oder ganz bunten Bauch und vielleicht auch ein paar bunte Flecken am Rücken hat (schon jetzt oder vielleicht später), dann soll deine Mutti »prima« oder »ganz toll« auf dieses Blatt vom Streifen-Robbi schreiben. Ab jetzt kannst du nämlich mit dem Schuppen-Robbi weiterüben. Da du immer oder fast immer trocken warst, wenn Mutti spät abends nachschaute, braucht sie nun nicht mehr zu kontrollieren. Du schläfst jetzt, bis du vielleicht einmal von alleine nachts aufwachst, weil deine Blase voll ist, oder, bis du am Morgen geweckt wirst. Fürchtest du, dass du nun nur noch schwarze Schuppen am Morgen malen wirst? Glaube ich nicht, ich traue dir zu, dass du in der nächsten Woche eine ganze Nacht schläfst, ohne ins Bett zu machen.

So kommst du leichter zur Toilette

Aber da gibt es noch eine andere Sache, die ich mit euch besprechen möchte: Es kann ja sein, dass du es bald schaffst, wach zu werden, wenn deine Blase voll ist. Und das ist super.

Manchmal erzählt mir ein kleiner Patient, dass er doch ins Bett gemacht hat, obwohl er ganz sicher wach geworden ist. Was ist da passiert? Um nicht ins Bett zu machen, musst du nicht nur wach sein, sondern noch etwas tun. Was? Logo, du musst aufstehen und zur Toilette gehen!

Für manche Kinder ist es sehr schwer, in der Nacht aus dem kuschelig warmen Bett aufzustehen und vielleicht sogar über einen langen, kalten Flur oder eine Treppe zur Toilette zu gehen. Bei diesem Problem kann Mutti dir so helfen:

- Ihr steckt eine kleine Lampe in die Steckdose, damit du dich nachts besser in deinem Zimmer zurechtfindest.
- Ihr stellt ein Töpfchen/Eimer in dein Zimmer. Dann brauchst du nicht aus deinem Zimmer zu gehen.

Diese Hilfe brauchen meine kleinen Patienten in der Regel nur eine kurze Zeit. Meist schlafen sie, wenn sie das Programm weiter durcharbeiten, bald immer häufiger nachts trocken durch. Du schaffst das bestimmt auch!

Worauf es ankommt

Glaubst du mir, wenn ich dir sage, dass es gar nicht so wichtig für mich ist, ob du noch einen Streifen-Robbi mit oder ohne Zusatzstrich oder schon einen Schuppen-Robbi, den ich nur Robbi nennen will, brauchst? Es kann nämlich sein, dass ein Kind, das anfangs lange einen Streifen-Robbi angemalt hat, am Ende schneller ganz trocken wird, viel schneller als vielleicht das Kind, das schon in der fünften Woche den Robbi angemalt hat.

Also hab Mut! Wichtig ist doch nur, dass du in den nächsten Monaten ganz trocken wirst und ihr dein »Pipi-ins-Bett-machen«-Problem vergessen könnt. Und das schaffst du bestimmt, wenn du es wirklich willst. Und nun beginnt wieder deine Spielzeit.

Bis bald! Deine Frau Doktor.

Anleitung zum fünften Schritt

Die fünfte Stunde darf Ihnen und Ihrem Kind wie eine kleine Ruhepause erscheinen. Sie haben beide bisher viele Aufgaben angehen müssen. Sie haben bereits viel oder ein wenig, jedenfalls doch irgendwo Erfolg erlebt. Sie sind Ihrem Kind wieder näher gekommen. Es gibt etwas, worauf Sie sich gemeinsam freuen können: Auf den Tag, an dem Sie gemeinsam dieses Übungsprogramm weglegen, weil Sie es nicht mehr brauchen. Ihr Kind wird dann sauber sein!

Sie fragen, warum ich diese Sätze schreibe? Weil sie Kraft geben und Mut machen, besonders an Tagen, an denen das Bett Ihres Kindes vielleicht sogar in einer Nacht mehrmals sehr nass geworden ist.

In der folgenden Woche setzen Sie bitte das bisherige Programm fort. Sollte Ihr Kind aber bisher nahezu keinen Erfolg gehabt haben, so lesen Sie bitte, was auf Seite 72 in der Anleitung zum sechsten Schritt über den Einsatz eines Weck-Gerätes geschrieben steht. Überlegen Sie, ob Sie nicht schon jetzt mit dem Arzt Ihres Kindes über die Möglichkeit des Einsatzes dieser Hilfe sprechen wollen

Eine große gemeinsame Spielzeit

Heute sollen Sie mit Ihrem Kind eine fröhliche Zeit in Ihrer gemeinsamen Stunde erleben. Auch wenn der Erfolg noch nicht sehr groß war, soll Ihr Kind eine längere Spielzeit mit Ihnen genießen.

Eine anforderungsfreie Entspannungsstunde auch während des wöchentlichen fixen Termins hilft, das Problem entkrampfter zu sehen, und setzt einen positiven Akzent.

Fünfter Schritt

Schon ist wieder eine Woche vorbei, und du hast bereits wieder einen Streifen-Robbi angemalt oder einen Robbi anzumalen begonnen. Lass mal sehen, wie er aussieht. Gefällt er euch? Ich wette, der ist jetzt nicht mehr ganz schwarz. Sollte er es aber doch sein, dann sei nicht traurig. Das ist auch nicht schlimm! Dann brauchst du nämlich eine große Veränderung in diesem Programm. Mutti wird es mit deinem Doktor besprechen und dir davon erzählen.

Eine Extrabelohnung

Wenn dein Robbi schon viele bunte Stellen hat, kannst du zu Recht ganz stolz sein. Außerdem hast du ja schon viele Tokens eintauschen können.

Ihr habt während der letzten Wochen bestimmt oft Spaß miteinander gehabt. Vielleicht sind deine Geschwister, falls du welche hast, auch ganz stolz auf dich und freuen sich mit dir. Oder gibt es sonst noch jemanden, dem du von unserer Zusammenarbeit erzählt hast und der sich mit uns freut? Deine Großeltern vielleicht?

Du hast jetzt einen Monat lang ganz toll mitgearbeitet! Das ist wirklich eine lange Zeit. Ich finde, du und deine Mutti, ihr seid Klasse. Mit euch macht das Programm Spaß!

Wärst du in meiner Praxis, würde ich jetzt ein Spiel herausholen, das du dir wünschst, etwa Vier gewinnt, Slotter, das Hütchen- oder Flohspiel, Mikado, Glaskugel-Abtreffspiel, Steck weg, Abalone, Mühle oder Dame oder vielleicht die Brio-Bahn, den Bauernhof und die Klötze und Fahrzeuge für eine richtig tolle Baustelle.

Der Rest der Stunde soll nun auch für dich Spielzeit sein. Du hast sie wirklich verdient! Das sagt dir deine Frau Doktor.

Anleitung zum sechsten Schritt

Wenn Sie sich fragen, warum Ihr Kind an manchen Tagen so erfolglos zu sein scheint, dann versuchen Sie doch herauszufinden, ob der Tag vor dieser sehr nassen Nacht ein belastender »Stresstag« für Ihr Kind gewesen sein kann. Es hat sich nämlich in Untersuchungsreihen nachweisen lassen, dass auf »Stresstage« häufig eine nasse Nacht folgt.

Was sind Stresstage?

Stresstage sind Tage, an denen Ihr Kind Kummer oder Angst erlebt, den oder die es nicht ausreichend verarbei-

ten kann. Jeder von uns kennt die Sätze, mit denen wir ausdrücken, dass etwas Belastendes uns besonders an den Schwachstellen unseres Körpers zu schaffen macht. Manchen Menschen »schlägt schnell etwas auf den Magen«, Asthmatikern »bleibt die Luft weg«, oder es »juckt und kratzt einen«. Ihrem Kind »drückt ein Kummer vielleicht vermehrt auf die Blase«.

Belastende Ereignisse müssen aber nicht nur negativ sein. Es können auch bevorstehende freudige Ereignisse Ihr Kind so bewegen, dass es am Morgen eines solchen heiß ersehnten Tages feststellt: »Ich habe eingenässt!« (siehe dazu etwa Fallbericht »Robert«, Seite 144).

Das Stresstageprotokoll

Nun, was ist zu tun? Zuerst einmal sollten Sie versuchen, wichtige Ereignisse des Tages bewusst wahrzunehmen. Im Anhang des Buchs finden Sie auf Seite 156 ein Protokollblatt, das Ihnen Beispiele für Stresstage und Normaltage gibt. Füllen Sie das nachfolgende leere Protokollblatt

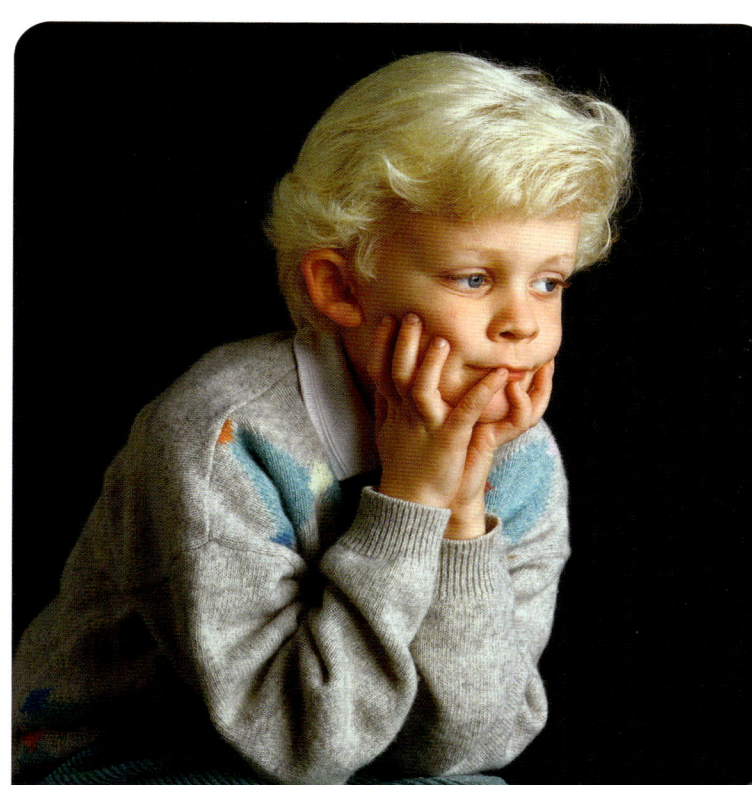

Vieles stürmt auf ein heranwachsendes, sich entwickelndes Kind ein. Manches »verdaut« es leichter, an anderem hat es länger »zu kauen«. Besonders konfliktgeladene Situationen beschäftigen es intensiver und belasten es manchmal sehr.

in der nächsten Zeit täglich mit den wichtigen Ereignissen, die Ihr Kind erlebt hat. Ihr Kind kann Ihnen dabei gut helfen, wenn Sie ihm den Sinn dieses Blattes erklären und es seine Erlebnisse schildern lassen.

Die Ursachen erkennen

Die häufigsten Ursachen für Stresstage sind negativer Art. Sie liegen z. B. im Umgang der Familienmitglieder miteinander. Hierher gehören die Auseinandersetzungen ernsterer Art, die das Kind mit einem Familienmitglied hat oder die es als Zuschauer/Zuhörer bei anderen Familienmitgliedern erlebt. Auch erwartete und ausgebliebene Anerkennung und ein Gefühl von Einsamkeit gehören hierher.

Stresstage können ihre Ursache außer in der Familie auch im Alltag (z. B. Ängste, etwas nicht zu können), in der Schule (z. B. Klassenarbeiten, Lernschwierigkeiten, mangelnder Kontakt zu oder Angst vor Klassenkameraden) oder auch in einer beginnenden Erkrankung (heftigen Erkältung) haben.

Wenn Sie nun am Abend den Tag noch einmal überdenken, um herauszufinden, was für ein Tag es war, werden Sie nicht selten schon wissen, welche Eintragung Sie am Morgen machen werden.

Es kann aber nicht unser Ziel sein, ein guter Prophet zu sein, sondern ein guter Helfer, der Ihrem Kind den Weg zum Ziel zeigt und ihm Stolpersteine aus dem Weg räumt.

Was Sie tun können

Was braucht Ihr Kind nun? Es sollte weniger Stress- und mehr Normaltage erleben dürfen. Dieser Satz sagt sich so leicht, doch was können Sie als Mutter tun? Ich erwarte nicht von Ihnen, dass Sie es schaffen, das Verhalten der Familienmitglieder kurzfristig zu verändern. Dennoch können Sie vieles tun.

Die eigenen Reaktionen verändern

Sie verändern Ihr eigenes Verhalten fast automatisch! Indem Sie über den Tag nachdenken, wird Ihnen bewusst, dass Sie gelegentlich in einer Art reagiert haben, die Sie nicht gutheißen können. Sie werden erleben, dass Sie in den folgenden Tagen weniger impulsiv reagieren und häufiger etwas Freundliches, Lobendes zu Ihrem Kind, vielleicht auch zu allen anderen Familienmitgliedern sagen.

Negative Erlebnisse ausgleichen

Manche Ereignisse, die zu einem Stresstag für Ihr Kind führen, können Sie nicht verhindern oder beeinflussen. Aber Sie können Ihrem Kind helfen, die erlebte Belastung zu verarbeiten.

Selbst aus einem ziemlich scheußlichen Stresstag kann für Ihr Kind noch ein Normaltag werden! Und das versuchen Sie am besten so:

Entschließen Sie sich, irgendetwas mit Ihrem Kind gemeinsam zu tun, bei dem Sie beide sich wohl fühlen können. Bereiten Sie z. B. mit dem Kind ein besonders leckeres Abendessen vor, und genießen Sie dieses mit der Familie, oder machen Sie einen Abendspaziergang Hand in Hand, oder kuscheln Sie mit Ihrem Kind, erzählen Sie ihm, worüber Sie sich heute gefreut haben, oder hören Sie dem Kind aufmerksam zu, wenn es etwas erzählen möchte.

Ein kleines, fröhliches Badefest und eine Gutenachtgeschichte können die Gewitterwolken des Tages vertreiben und Ihrem Kind eine wohlige Zubettgehsituation bringen, in der es sich geborgen und geliebt fühlen kann.

Vorfreudenstress vermindern

Auch eine große Vorfreude kann, wie gesagt, eine »Belastung« in diesem Sinne für Ihr Kind sein. Nun sollten Sie keineswegs Ihre Pläne bis zum Morgen der Durchführung geheim halten, denn Vorfreude ist etwas sehr Schönes. Ihr Kind soll sie genießen dürfen. Ich habe bewusst »genießen« und nicht »erleben« gesagt. Zum Genießen gehört, dass man sich ganz wohl fühlt, nicht aber vor Freude »schrecklich« aufgeregt ist. Letzteres dürfte der Fall sein, wenn das Kind auf ein bevorstehendes freudiges Erlebnis mit Bettnässen reagiert.

Und was können Sie tun, damit eine solche Vorfreude Ihrem Kind nachts nicht auf die Blase drückt? Die Mütter meiner kleinen Patienten haben mich gelehrt, dass ein Gespräch am Abend über die Pläne des folgenden Tages schon ausreichen kann, um die Spannung abzubauen.

Auch ein freudiges Ereignis kann einen »Schatten« voraus-werfen; nicht nur negative, auch stark positive Eindrücke und Erwartungen müssen verarbeitet werden.

»Nun schlief mein Sohn selig und nicht schrecklich aufgeregt ein«, erzählte eine Mutter. In der Tat hatte sie die Chance auf ein trockenes Durchschlafen erhöht. Sie wurde mit der Freude des Kindes über das trockene Bett am Morgen belohnt, und beide erlebten einen tollen Tag miteinander.

Der individuelle Übungsplan

Im weiteren Verlauf dieses Programms werden Sie immer häufiger allein entscheiden müssen, welche Schrittfolge des Übungsprogramms Ihr Kind benötigt. Es mag sein, dass Ihr Kind von Woche zu Woche mehr trockene Nächte erlebt, es kann aber auch sein, dass es Rückschläge gibt. Dann sind Sie besonders gefordert! Ihr Kind

muss jetzt Ihren Glauben an seinen Erfolg spüren können, um nicht aufzugeben. Sie sollten dann eventuell auf dieser Übungsstufe stehen bleiben und noch ein oder zwei Wochen mit all den Ratschlägen und Anleitungen, die Sie bisher erfahren haben, weiterüben, bevor Sie zum nächsten Schritt übergehen.

Sagen Sie Ihrem Kind, dass es manche Dinge viel schneller gelernt hat als seine Geschwister oder seine Freunde (Laufen, Fahrradfahren o. Ä.) und dass es nichts ausmacht, wenn es für irgendeinen Schritt in diesem Programm etwas mehr Zeit braucht als ein anderes Kind.

Der Einsatz eines Weckgeräts

Sollte Ihr Kind ganz erhebliche Probleme haben, auch nur einmal eine Nacht trocken zu sein, dann benötigen Sie für das weitere Training die Unterstützung durch ein Weckgerät. Nähere Informationen über Weckgeräte finden Sie zu Beginn des Kapitels »Weiterführung mit Weckgerät« (siehe Seite 112).

Da die Krankenkassen die Kosten für einen Weckapparat übernehmen, wenn er von einem Arzt verordnet und ein Kostenvoranschlag mit der Verordnung eingereicht wird, ist es nun nötig, dass Sie mit dem Arzt Ihres Kindes sprechen. Berichten Sie ihm, dass Sie und Ihr Kind nun schon seit vielen Wochen fleißig mit diesem Programm arbeiten und dass Ihr Kind eine Unterstützung braucht. Fragen Sie Ihren Arzt, der sicher Weckgeräte und deren Einsatzmöglichkeiten kennt, ob auch er dem Einsatz eines solchen Geräts zustimmen kann und dieses Ihrem Kind verordnen wird. Haben Sie die Kostenübernahmezusage von Ihrer Krankenkasse erhalten, so dauert es in der Regel nicht lange, bis Sie das Weckgerät, welches der Arzt für Ihr Kind verordnet hat, von der jeweiligen Firma bekommen. Bezugsmöglichkeiten dafür sind: Herstellerfirma, Sanitätshaus, Apotheke oder auch die Krankenkasse direkt.

Bis Sie Ihr Weckgerät erhalten haben, arbeiten Sie bitte mit diesem Buch weiter. Lesen Sie bitte auch die Anleitungen zu den folgenden Schritten bis einschließlich zum zehnten Schritt durch. Den Anfang dieses Schritts (einschließlich der Abschnitte, die zur ersten Möglichkeit gehören) sollten Sie mit Ihrem Kind lesen. Danach überschlagen Sie bitte das folgende Kapitel »Weiterführung ohne Weckgerät« und arbeiten mit Ihrem Kind auf Seite 112 im Kapitel »Weiterführung mit Weckgerät« weiter.

Ein Kind, das mit einem Weckgerät trainiert, sollte natürlich nur noch geweckt werden, wenn das Gerät klingelt und es dieses Läuten nicht hört.

Sechster Schritt

Heute wollen wir uns deinen Robbi einmal ganz genau ansehen und überlegen, was er uns erzählen kann.

Wie sieht er aus? Da ich ihn ja nicht sehen kann, muss ich raten. Ich werde euch jetzt die Möglichkeiten, die mir einfallen, nacheinander aufzählen. Zu jeder Möglichkeit sage ich dir dann, was ich mit einem Kind in meiner Praxis bespreche, wenn es in seiner sechsten Trainingsstunde mit einem solchen Robbi zu mir kommt.

Dieser Schritt sieht umfangreich aus, weil es ja viele Möglichkeiten gibt, die besprochen werden sollen. Aber für jedes Kind kann nur eine Möglichkeit zutreffen.

Auch wenn Ihr Kind in diesem Übungsprogramm bislang noch nicht so erfolgreich ist, wie es gern sein möchte: Machen Sie Ihrem Kind immer wieder Mut, und zeigen Sie, dass Sie an seinen Erfolg glauben.

Wie dein Robbi aussieht

Also, dein Robbi ist entweder so oder so. Ihr lest also jeweils die Überschrift und überlegt, ob der Satz auf deinen Robbi zutrifft. Wenn das bei der ersten Möglichkeit so ist, dann lest ihr weiter. Dann gilt für dich diese Anleitung. Sieht dein Robbi aber anders aus, dann braucht ihr unter der ersten Möglichkeit gar nicht weiterzulesen, sondern ihr sucht, bis ihr die Beschreibung von deinem Robbi entdeckt habt. Die Sätze von diesem Punkt sind dann für dich bestimmt. Also, das sind die Möglichkeiten.

Erste Möglichkeit:
Dein Streifen-Robbi ist ganz schwarz

Sicher war die Woche für dich sehr hart. Du warst jeden Morgen arg enttäuscht, hast vielleicht sogar auf dieses Trainingsprogramm geschimpft und deiner Mutti gesagt, dass du dieses Buch ganz doof findest und nicht mehr mitmachen willst. Weißt du, dass ich dich verstehen kann? Ich hätte bestimmt genauso viel Enttäuschung und Wut im Bauch und keine Lust mehr. Du hast dich bestimmt angestrengt, und nichts hat geklappt. Da wird doch jeder sauer!

Weißt du, was dir fehlt? Eine richtig wichtige Veränderung des Programmes und noch ein paar gute Tipps! Und dann wird auch dein Robbi langsam bunt werden, da bin ich ganz sicher. Warum? Weil ich noch nie einen kleinen Patienten gesehen habe, der etwas schaffen wollte, sich den Weg zeigen und helfen ließ und es dann doch nicht schaffte. Du schaffst es auch!

Deine Mutti weiß sogar schon, wenn sie die Anleitung zu dieser Stunde gelesen hat, was wir als Hilfe brauchen. Dein Doktor wird euch helfen, es zu bekommen. Klar sollst du wissen, was es ist: ein Weckgerät.

Und was ist das nun wieder für ein Ding? Das ist ein Gerät, das deinen Max I oder Max II und dann auch dich durch Klingeln wecken wird, wenn du eine volle Blase hast und im Schlaf Pipi machst.

Max I oder Max II oder sogar beide sind bei dir ziemlich verschlafen und tun nicht ihre Pflicht. Na, die werden sich wundern! So geht es doch nicht: Sie schlafen einfach, anstatt aufzupassen und dich zu wecken! Und du hast dann ein nasses Bett. Erziehen müssen wir diese

Burschen, das verstehst du doch, oder? Und du machst auch mit, ja? Warte ab, es macht dir bestimmt Spaß. Kannst du dir vorstellen, wie diese beiden Kerle sich erschrecken, wenn du sie beim Schlafen erwischst?

Wir alle wünschen uns, dass auch du möglich schnell einige bunte Felder anmalen darfst, denn du hast dich ja bisher wirklich angestrengt und bist nicht schuld daran, dass deine Mäxe solch fürchterliche Schlafmützen sind. Deshalb kann Deine Mutti, bis dein Weckgerät da ist, ruhig am Abend, wenn du schon schläfst, ein- oder zweimal fühlen, ob dein Bett noch trocken ist. Ist es so, dann soll Mutti dich weiterschlafen lassen. Und du kannst am nächsten Morgen ein oder sogar zwei kleine Stücke vom Streifen bunt malen. Bevor Mutti ins Bett geht, soll sie dich richtig wecken und zur Toilette schicken.

In wenigen Tagen, wenn du dein Klingelgerät haben wirst, wird dieses das Wecken übernehmen. Ahnst du schon, dass das viel besser ist, weil das Gerät sich nur meldet, wenn deine Blase so voll ist, dass sie gerade begonnen hat, sich zu entleeren?

Zweite Möglichkeit:
Dein Streifen-Robbi hat einige bunte Felder

Das ist ein Erfolg. Du hättest natürlich mehr Freude am Training, wenn du öfter etwas bunt anmalen könntest. Hab ein bisschen Geduld. Du wirst es bestimmt bald können.

Du brauchst jetzt keine große Veränderung in diesem Trainingsprogramm, sondern nur zwei gute Tipps:

> ## Tipp 1
>
> Schau am Morgen nach, ob der Fleck in deinem Bett noch warm ist oder nicht.

Wir hatten doch schon besprochen, dass ihr am Morgen fühlen sollt, ob der nasse Fleck in deinem Bett noch warm ist. Ist das manchmal so? Dann ist das auch schon ein richtiger Erfolg, denn du hast dein Bett ja erst kurz vor dem Aufwachen nass gemacht. Du hast also viele Stunden geschlafen, ohne ins Bett zu machen. Prima!

Wie wäre es, wenn du dir dein Training als Wettkampf oder eine Art Olympiade vorstellst, bei der es verschie-

dene Medaillen zu gewinnen gibt? Eine trockene Nacht ist dann eine Goldmedaille, eine fast trockene Nacht (mit einem noch warmen Fleck im Bett oder mit nur einer nassen Schlafanzughose) ist eine Silbermedaille.

Meine Patienten malen nun »Goldmedaillen« als ganz leuchtend bunte Streifenstücke oder Schuppen. Haben sie eine »Silbermedaille« am Morgen verdient, dann malen sie eine schwarze Schuppe oder ein schwarzes Streifenstück mit einem bunten Punkt in der Mitte. So weiß ich, dass eine solche Nacht schon fast eine trockene Nacht war. Und über eine solche Nacht freuen wir uns alle natürlich auch ein bisschen. Ganz schwarze Schuppen oder Streifen bedeuten, dass das Kind bei dieser »Olympiade« mitgemacht hat. Gut, es hat nicht gewonnen. Aber ist das schlimm? Glaubst du, dass die Sportler, die zur Olympiade fahren dürfen, traurig sind? Bestimmt nicht! Sie freuen sich, weil sie dabei sind, und nehmen sich vor, in den nächsten Wochen ganz viel zu trainieren, damit sie vielleicht bald einmal bei einem Wettkampf gewinnen werden. Und wenn sie sich anstrengen, werden sie es bestimmt schaffen. Und genauso wirst du es schaffen, wenn du eifrig weitertrainierst.

Den zweiten Tipp, der dir vielleicht helfen kann, noch mehr Erfolg zu haben, erkläre ich im nächsten Abschnitt. Lest also bei Tipp 2 weiter.

Dritte Möglichkeit:
Dein Streifen-Robbi hat schon
sehr viele bunte Felder

Vielleicht hat er einen ziemlich bunten Bauch oder auch schon ein paar bunte Felder am Rücken.

Das hast du gut gemacht! Du darfst richtig stolz auf dich sein! Ich denke, du solltest in der nächsten Woche mit dem Schuppen-Robbi weitertrainieren. Jetzt gilt eine Schuppe für die ganze Nacht. Ich glaube, dass du in der kommenden Woche, wenn du es immer wieder versuchst, bestimmt eine ganz trockene Nacht schaffen wirst.

Da man gute Tipps immer brauchen kann, könnt ihr den Tipp 1, den ich bei der vorigen Möglichkeit gegeben habe, ruhig einmal lesen. Vielleicht macht auch dir dieses Training mehr Spaß, wenn du dir Gold- und Silbermedaillen verdienen kannst und jeder an den Schuppen erkennt, dass es bei dir auch schon »beinahe trockene« Nächte gibt. Und dann hätte ich für dich noch einen Tipp:

Tipp 2

Versuche mit Mutti herauszufinden, wie die Tage sind, die du erlebst. Sind es Stresstage oder Normaltage?

Jetzt verstehst du bestimmt erst einmal gar nichts. Logo, wer kennt schon diese Worte? Ich werde sie dir erklären.

Wenn der Tag dich belastet

Du hast sicher schon erlebt, dass dir an manchen Tagen gar nichts so recht gelingen will. Alles geht schief! Verflixte Tage sind das! Du bist froh, wenn ein neuer Tag anfängt. Was sind das für Tage? Wenn du nachdenkst, wirst du herausfinden, dass das Tage sind, an denen du dich gar nicht wohl fühlen kannst, weil du z. B. einen richtigen Streit mit jemandem aus der Familie gehabt hast oder weil du erleben musstest, dass sich Leute, die du lieb hast, sehr gezankt haben. Es kann aber auch sein, dass es ein Tag ist, an dem du vor irgendetwas ziemlich viel Angst gehabt hast, oder du das Gefühl gehabt hast, dass dich keiner richtig lieb hat.

An solchen Tagen geht alles viel schlechter als an Tagen, an denen du ganz fröhlich bist. Ich nenne solche unschönen Tage Stresstage oder Belastungstage, weil sie eine Last bringen, die für dich schwer zu tragen ist. Die anderen, fröhlichen Tage nenne ich Normaltage. Verstanden?

Wenn du dich zu sehr freust

Aber es gibt auch Stresstage, an denen genau das Gegenteil von dem passiert ist, was ich dir gerade beschrieben habe. Stell dir vor, du sollst für etwas, das du ganz prima gemacht hast, belohnt werden, oder in eurer Familie gibt es etwas zu feiern, und ihr habt beschlossen, zur Feier des Tages etwas ganz Tolles zu machen. Du freust dich also riesig auf den kommenden Tag. Du bist »schrecklich« aufgeregt, würdest du wahrscheinlich am Abend sagen. Siehst du, genau das meine ich: »Schrecklich« aufgeregt bedeutet, dass du dich zwar freust, aber irgendwie trotz aller Freude nicht so richtig »schön« wohl

fühlst. In diesem Fall ist der Tag, der dir die Ankündigung von etwas eigentlich sehr Schönem gebracht hat, doch ein Stresstag für dich geworden. Ich weiß nun, dass es viel schwerer ist, nach einem Stresstag in der folgenden Nacht trocken zu sein als nach einem Normaltag.

Und weil das so ist, du aber doch eine trockene Nacht erleben möchtest, sollt ihr, Mutti und du, in der nächsten Zeit versuchen, über jeden Tag gegen Abend kurz nachzudenken. Ihr werdet sicher herausfinden, ob dieser Tag ein verflixter Stresstag oder ein schöner Normaltag gewesen ist.

Und jetzt kommt mein Trick: Ich habe deiner Mutti in der Anleitung erzählt, wie ihr aus einem Stresstag noch einen guten Normaltag machen könnt. Und nach einem Normaltag ist es leichter, trocken durchzuschlafen, wie du ja schon weißt. Also versucht es einmal!

Die Smiley-Gesichter

Einer meiner kleinen Patienten hatte sich zwei Smileys gemalt, einen, der lachte, und einen, der ziemlich sauer aussah.

Vielleicht fällt es dir nicht immer leicht zu sagen, wie du dich fühlst. Das Kärtchen mit den Smiley-Gesichtern hilft dir dann zu zeigen, wie dir zumute ist.

Er klebte jeden auf eine Seite eines Pappestückes. Wenn er abends im Bett auf das Gutenachtsagen wartete, legte er den Smiley auf seine Bettdecke. Er drehte das Gesicht nach oben, das seinem Gefühl entsprach.

»Fein, dass es dir so gut geht!« oder: »He, was ist los? Warum bist du so traurig?«, sagte seine Mutti, wenn sie sich an das Bett setzte. »Was können wir tun, damit du wieder lachen kannst, kleiner Smiley?«

Die beiden überlegten dann gemeinsam, besprachen, was denn wohl den Smiley so traurig gemacht hat, und fanden meist eine Lösung. Plötzlich lag dann das lachende Smiley-Gesicht auf der Bettdecke, und der kleine Patient schlief glücklich ein.

Und in dieser Nacht blieb er meistens, na? Richtig: trocken!

Vierte Möglichkeit:
Du hast schon den (Schuppen-)Robbi angemalt, aber er hat lauter schwarze Schuppen

Du hattest bisher so viel Erfolg – viele bunte Stücke auf deinem Streifen-Robbi –, dass du in der vergangenen Woche schon den Robbi (den mit den Schuppen) angemalt hast. Nun aber bist du sauer, weil du jeden Morgen eine schwarze Schuppe malen musstest.

Du brauchst nicht traurig zu sein, denn du bist weiter als viele Kinder, die bei mir üben. Wir müssen oft noch ein paar Wochen länger einen Streifen-Robbi anmalen als du! Manchmal haben wir irgendwann mit dem (Schuppen-)Robbi schon üben wollen und gemerkt, dass es nicht so gut klappt. Dann nehmen wir eben noch einmal einen Streifen-Robbi und üben zwei Wochen mit diesem, bevor wir den Robbi weiter anmalen. Das ist doch nicht schlimm! Die Muttis dieser Kinder haben dann abends, bevor sie ins Bett gingen, eben nochmals bei ihrem Kind nachgeschaut, das Kind aber nur dann geweckt, wenn das Bett nass war. War es trocken, so konnte das Kind weiterschlafen und am Morgen einen Teil des Streifens sicher bunt anmalen und hatte für den Rest der Nacht eine neue Chance.

Ich hatte dir doch erzählt, dass ich immer so lange suche, bis ich für das Kind, dem ich gerade helfen will, den richtigen Weg gefunden habe. Und das wollen wir bei dir auch machen!

Nun meine ich aber, dass du den Robbi ruhig weiter anmalen kannst. Am besten lest ihr, du und Mutti, jetzt meine Tipps 1 und 2 durch, die auf den vorhergehenden Seiten stehen. Ich denke, sie können dir helfen, damit dein Robbi in der nächsten Woche eine oder vielleicht schon zwei bunte oder ein bisschen bunte Schuppen (schwarze Schuppe mit einem bunten Punkt in der Mitte) haben wird.

Fünfte Möglichkeit:
Du hast schon den Robbi angemalt, und er hat eine oder mehrere bunte Schuppen

Weißt du, was? Du bist »Spitze«! Du wirst vielleicht ganz schnell trocken werden und dieses Programm bald nicht mehr brauchen. Mach weiter so!

Wenn ihr aber Lust habt, könnt ihr natürlich auch meine Tipps 1 und 2 weiter oben lesen und überlegen, ob sie euch helfen.

Auf jeden Fall hast du eine richtig schöne Spielzeit verdient!

Das sagt dir deine Frau Doktor.

Anleitung zum siebten Schritt

Ist es Ihnen gelungen, durch die Ratschläge im sechsten Schritt Ihr vielleicht etwas mutlos gewordenes Kind aufzumuntern und es zu weiterer Mitarbeit zu motivieren? Haben Sie Ihren Glauben an einen dauerhaften Erfolg beim Trockenwerden Ihres Kindes behalten können? Oder sind Sie ziemlich entnervt, weil Sie es als unzumutbare Belastung empfinden, täglich zu entscheiden, ob dieser Tag für Ihr Kind ein Stresstag oder ein Normaltag gewesen sein könnte?

Ihr Einsatz ist äußerst wichtig
Diese Gefühle erlebe ich manchmal bei den Eltern meiner Patienten. Mein Rat lautet dann: »Hören Sie auf, das Protokoll zu führen.« Erstaunt Sie das? Dann möchte ich noch einmal betonen, dass für mich Ihr Wohlbefinden ein ganz wesentlicher Faktor für eine erfolgreiche Durchführung dieses Programmes ist. Ihr Kind braucht einen fröhlichen, zuversichtlichen Helfer, nicht einen gequälten!

Sie vergessen doch nicht, die Tokens Ihres Kindes einzutauschen, oder? Ihr Kind will und muss sich auf Sie verlassen können. Enttäuschen Sie es bitte nicht.

Ich möchte, dass Sie die in den Anleitungen und einzelnen Schritten gegebenen Anregungen durchlesen und für sich entscheiden – möglichst erst, nachdem Sie sie kurz ausprobiert haben –, ob dieser Vorschlag für Sie und Ihr Kind eine Hilfe ist oder nicht. Das heißt nun aber nicht, dass Sie das ganze Programm nach eigenem Gutdünken verändern dürfen!

Kleine Zwischenschritte einlegen

Ich will nun aber annehmen, dass Sie weiter mutig sind und Ihr Versprechen Ihrem Kind gegenüber halten. Dann werden Sie in den nächsten Wochen ein kleines Auf und Ab bezüglich des Erfolges bei Ihrem Kind erleben. Sie werden mich fragen, was Sie tun können, um den Erfolg besser zu festigen.

Setzen Sie Ihrem Kind kleine Ziele, die es versuchen soll zu erreichen – z. B. zwei trockene Nächte in dieser Woche oder ein Superwochenende trocken.

Lesen Sie bitte im siebten Schritt mit Ihrem Kind meine Vorschläge nach, oder, was noch besser wäre, denken Sie sich eigene aus, und überlegen Sie gemeinsam mit Ihrem Kind: »Wenn du … schaffst, dann machen wir …«

Haben Sie bitte keine Angst, dass Ihr Kind in diesen Wochen die Angewohnheit annehmen könnte, in Zukunft für jedes Bemühen im Gegenzug eine Belohnung zu fordern. Meine Erfahrung zeigt mir eher das Gegenteil. Ich erlebe oft, dass gegen Ende des Trainings das Kind seine Tokens gar nicht mehr eintauschen will, weil es seinen Lohn aus dem eigenen Erfolg zieht. Es ist dann so stolz auf sich und so glücklich, dass es diese Belohnung nicht mehr braucht.

Siebter Schritt

Wenn du auf ein Weckgerät wartest, musst du nicht traurig sein, denn es ist ein ganz toller »Helfer«. In der Zwischenzeit übst du einfach ganz ruhig weiter. Vielleicht erreichst du doch auch ein buntes Feld. Das solltet ihr dann ganz besonders feiern! Mit dem Weckgerät hast dann auch du bald mehr Erfolg. Ich weiß das, ich habe es schon oft erlebt!

Wie sieht dein Robbi jetzt aus?

Wenn du aber auf diesem Weg ohne große Veränderung weiterüben willst und sollst, dann erzähl mir doch bitte, wie dein Robbi jetzt aussieht. Hat er ein tolles Muster aus schwarzen und bunten Flecken? Sieh ihn dir einmal genau an oder lass dir von Mutti zeigen, welche Schup-

pen zu einer Woche gehören. Hast du schon in jeder Woche eine Schuppe bunt anmalen können? In den nächsten Wochen soll dein Robbi immer bunter werden.

Du weißt ja: Wenn man etwas schaffen möchte, soll man es sich ganz fest vornehmen. Also sage dir: »Ich werde es schaffen, ich will meine Blase entweder fest zuhalten bis zum Morgen, oder ich will aufwachen, wenn meine Blase sehr voll ist. Und ihr, meine beiden Freunde Max I und Max II, ihr werdet mir dabei helfen, versprochen?«

Deine Ziele für die nächsten Wochen

Wenn du nun in der letzten Woche eine trockene Nacht gehabt hast, dann nimm dir vor, in der kommenden Woche zweimal trocken zu bleiben. Ob du das schaffst?

Du weißt: Wenn du fleißig übst und erfolgreich bist, dann bekommst du, wenn du genügend Tokens gesammelt hast, einen kleinen Wunsch erfüllt.

Wenn du aber sogar schon zwei trockene Nächte in einer Woche hattest, dann versuche doch einmal, an zwei aufeinander folgenden Tagen das Bett nicht nass zu machen. Vielleicht versuchst du das an einem Wochenende und machst damit aus dem Wochenende ein »Superwochenende«. Es könnte dann vielleicht dir zu Ehren ein ganz besonders schöner Ausflug gemacht werden. Oder wie wäre es mit einem Kinobesuch? Überlegt doch einmal, wie für euch ein schöner Tag aussehen könnte.

Bedenke aber, dass du ja bald noch mehr schaffen wirst! Deshalb solltest du dir noch ein paar richtig gute Belohnungen für später aufheben. Du brauchst z. B. etwas Tolles für die Woche, in der du an drei Tagen oder sogar im Dreierpack trocken durchgeschlafen hast. Bist du jetzt neugierig, was ein Dreierpack ist? Abwarten, ich erkläre es dir im nächsten Schritt.

Das verspricht dir deine Frau Doktor.

Anleitung zum achten Schritt

Beim achten Schritt wird Ihr Kind lernen, dass ein Ziel immer erst nach längerem Üben erreicht wird. Überlegen Sie sich Beispiele, die Ihr Kind gut verstehen kann.

Überleg dir selbst einmal Beispiele dafür, wie man Schritt für Schritt vorgehen muss, um ein bestimmtes Ziel zu erreichen. Welchen Weg musst du etwa zum Bäcker zurücklegen, was für Wegmarken, also Zwischenziele, musst du passieren, bevor du bei ihm ankommst?

- Ist es ein Fußballfan, so besprechen Sie mit ihm, dass jeder Trainer mit der Mannschaft zwischen den Wettkämpfen täglich oft viele Stunden irgendeine Sache, z. B. Elfmeterschießen, Ecke, Mauer usw., übt, bis die Spieler diese Sache ganz sicher beherrschen.
- Spielt es gern ein Musikinstrument, dann erinnern Sie es daran, dass es vor einem Auftritt immer wieder geübt hat, damit es das Stück so gut beherrscht, dass auch die Aufregung dieses Tages nicht sehr stört.
- Oder beobachten Sie mit Ihrem Kind ein kleines, etwa einjähriges Kind, das laufen können möchte und jedes Mal, wenn es hinfällt, wieder mühevoll aufsteht und es erneut versucht!

Geleistetes betrachten
Erinnern Sie Ihr Kind daran, dass es auch einmal mit dem Laufen Probleme hatte. Vielleicht besitzen Sie gar einen Film aus dieser Zeit. Schauen Sie ihn gemeinsam an, und fragen Sie Ihr Kind, ob es heute noch meint, das Laufen sei eine schwierige Sache.

Es macht nicht nur Ihrem Kind, sondern auch Ihnen Mut, wenn Sie sich in Erinnerung rufen, was Sie bereits alles bewältigt haben!

Kurzfristig erreichbare Ziele ansteuern
In dieser achten Stunde möchte ich Ihrem Kind Anreize geben, sich selbst ein Ziel zu setzen. Jedes Kind braucht ein Ziel, das in einer kürzeren Zeit erreichbar ist. Es ist also wichtig, dass Sie Ihr Kind ein bisschen anleiten, damit es sich ein Ziel setzt, das auch in ein, zwei, spätestens aber drei Wochen erreicht werden kann. Sich drei Wochen ernsthaft zu bemühen, um ein Ziel zu erreichen, ist für ein Kind eine schwere Aufgabe. Umso wichtiger ist es, dass Sie versuchen, kleine Teilerfolge beim Bemühen Ihres Kindes zu sehen, und diese ihm zeigen.

Ein Beispiel
Hat Ihr Kind sich vorgenommen, zwei Tage hintereinander in einer Woche trocken zu sein, und hat es eine trockene Nacht gehabt, so ist es ganz wichtig, dass Sie darauf achten, wie der nasse Fleck im Bett am Morgen des folgenden Tages aussieht. Ist er noch warm oder deutlich kleiner, als er es früher immer war, so hatte Ihr Kind einen »Beinaheerfolg«, nicht aber keinen Erfolg.

Beinaheerfolge können Sie mit lieben Worten belohnen und damit dem Kind den Ansporn geben, es in den nächsten Tagen noch einmal zu versuchen. Glauben Sie an den Erfolg Ihres Kindes! Es wird ihm Kraft geben, es zu schaffen.

Wenn Ihr Kind aber beim Beinaheerfolg hängen bleibt, so werden Sie im nächsten Schritt erfahren, auf welchem Weg wir aus einem Beinaheerfolg einen echten Erfolg machen können.

Geduld, für die Sie belohnt werden

Bitte seien Sie nicht ungeduldig. Versuchen Sie nicht, den Inhalt von zwei Schritten in eine Wochenstunde zu packen (Ausnahme: Ihr Kind hat überdurchschnittlich viel Erfolg während des Trainings). Sie werden nicht schneller mit diesem Programm fertig sein, sondern Sie gefährden den Erfolg Ihres Kindes!

Ein Kind braucht in der Regel die Zeit, die dieses Programm vorgibt. Braucht es etwas länger, so ist das gar nicht schlimm. Träumen Sie von dem kommenden Jahr, in dem Sie dann auf ein »lange zurückliegendes Problem und seine erfolgreiche Bewältigung« zurückblicken werden.

Achter Schritt

Findest du nicht auch, dass die Zeit von einem Schritt bis zum nächsten ganz schnell vergeht? Bei der Arbeit mit meinen kleinen Patienten in der Praxis denke ich immer: »Das liegt bestimmt daran, dass ich sooo neugierig bin zu erfahren, wie der Robbi, den das Kind mitbringt, wohl aussehen wird.«

Die Erfolgswoche

Lass mal sehen, ob er in der vergangenen Woche noch ein oder zwei bunte Schuppen bekommen hat. Oder hat er sogar zwei oder drei bunte hintereinander? Könnte ja mal so eine tolle Super-Erfolgswoche gewesen sein. Manchmal haben meine kleinen Patienten so eine schöne Überraschung für mich. Meist brauche ich dann gar nicht zu warten, bis sie mir ihren Robbi zeigen. Wenn ich ihre strahlenden Augen sehe, dann weiß ich, dass sie eine besondere Woche gehabt haben. Und über diese besondere Woche freue ich mich natürlich auch riesig.

Hast du gehört, dass ich eine »besondere Woche« gesagt habe? Ich weiß nämlich, dass nicht jede Woche so sein wird. Es wird auch wieder normale Wochen mit nur ein wenig Erfolg geben. Aber die »besonderen Wochen« kommen dann bald immer öfter und werden dann zu »besonders schönen besonderen Wochen« und dann … Aber darüber reden wir später!

Jetzt wollen wir Schritt für Schritt im Programm weitermachen.

Der Zweier- und der Dreierpack

Du denkst vielleicht: Sie hat am Ende des vorigen Schritts versprochen, mir etwas zu erklären. Und nun hat sie es vergessen. Stimmt nicht!

Manche glauben, dass Üben doof und langweilig ist, aber das muss nicht sein. Wenn du dir das Ziel vorstellst, das du erreichen willst, wenn du weißt, dass du es nur mit Übung schaffst und es immer besser kannst, dann macht Üben sogar Spaß.

Weißt du noch, was ich dir erklären wollte? Richtig! Was ist ein Dreierpack? Ein Dreierpack ist eine supertolle Leistung. Die hat ein Kind geschafft, wenn es drei Tage hintereinander trocken durchgeschlafen hat. Natürlich gibt es auch einen Zweierpack. Weißt du schon, nicht wahr, ein Zweierpack am Wochenende ist doch das Superwochenende, logo!

Was meinst du, ob du bis zum nächsten Mal einen Zweier- oder gar einen Dreierpack schaffst? Versuch es!

Wir freuen uns dann alle mit dir. Vielleicht gibt es dann zur Belohnung ein kleines Eis in der Stunde. Oder magst du etwas anderes lieber?

Wenn du nicht sofort so einen schönen Erfolg hast, brauchst du nicht traurig zu sein. Überlege einmal: Die tollen Sportler haben auch nicht immer Erfolg. Was machen sie, wenn sie nicht gewonnen haben? Klar, sie sind erst einmal auch ein bisschen traurig, aber ziemlich schnell fangen sie an nachzudenken, was sie üben sollten, damit es dann besser klappt. Ein Tennisspieler übt seine Aufschläge oder seine Rückhand, ein Läufer den Start, ein Schwimmer die Wende usw.

Sicher findet ihr, Mutti und du, noch ein paar gute Beispiele, die dir zeigen, dass wir Menschen alle zuerst fleißig üben müssen, bevor wir etwas können. Ich bin ganz sicher, du übst auch fleißig weiter, nicht wahr? So schnell gibst du doch nicht auf!

Was machen deine Mäxe?
Und wie steht es mit Max I und Max II? Machen diese beiden Burschen auch mit? Oder brauchen sie mal wieder eine kräftige Ermahnung von dir, weil sie ziemlich verschlafen sind und ihre Pflicht nicht tun?

Blätter noch mal zurück auf Seite 58 und schau nach, wo die beiden leben und welche Aufgaben sie haben. Erinnerst du dich noch?

Dann schau dir noch einmal die nächsten Zeichnungen an. Hier siehst du sie, deine beiden Mäxe. So, wie es in den oberen drei Zeichnungen ist, soll es doch nicht sein, sondern so wie auf der ganz unten: Beide Mäxe sind hellwach und passen auf!

Nimm doch mal ein Blatt und zeichne auf, wie du dir deinen Max I und Max II wünschst. Vielleicht sehen deine Mäxe ja ganz anders aus. Wenn du magst, kannst du mir auch ein Bild von deinem Max I und Max II schicken. Ich freue mich bestimmt darüber.

Die kleine Schlange
Ein Kind hat mir einmal gesagt, es stelle sich vor, dass sein Max II ganz bestimmt eine kleine Schlange ist, die sich fest um seine Harnröhre wickeln und diese zuhalten

Nicht so ...

Nicht so ...

Und schon gar nicht so!

Sondern nachts so!

kann. Es sei nur echt hart gewesen, die kleine Schlange zu dressieren. Sie wollte lange Zeit lieber irgendwo herumturnen, anstatt die Blase zuzuhalten. Er habe jeden Abend mit ihr geredet und geübt. Nun sei sie ein guter Freund, und er könne sich auf sie verlassen, denn sie halte meist seine Blase fein zu. Wenn aber der Druck in der Blase sehr groß werde, sage sie Max I, dass dieser ihn ganz schnell wecken solle, denn die Blase ist dann ziemlich voll. So gehe er manchmal nachts zur Toilette und habe morgens jetzt schon fast immer ein trockenes Bett.

Er malte mir ein Bild von seiner kleinen lieben Schlange. Hier ist es!

Bis bald. Deine Frau Doktor.

Die kleine Schlange eines meiner Patienten, von ihm selbst gezeichnet.

Anleitung zum neunten Schritt

Etwa an dieser Stelle des Programms erlebe ich bei vielen meiner kleinen Patienten, die nicht zu den wenigen glücklichen Kindern gehören, die regelmäßig von Woche zu Woche sichtbare Erfolge erleben, Wut, Verzweiflung und/oder Unlust. Für mich ist das ganz normal.

Egal, was geschehen mag, und egal, wie wenig sichtbaren Erfolg es hat: Bitte seien Sie von Ihrem Kind nicht enttäuscht!

Die Kinder, die dieses Programm in sechs bis acht Wochen erfolgreich durchlaufen, gehören für mich zu den Patienten, die auch ohne ein Programm mit großer Wahrscheinlichkeit bald trocken durchgeschlafen hätten.

Damit will ich nicht sagen, dass die Eltern dieser Kinder sich die Arbeit mit diesem Programm hätten ersparen sollen. Denn das Kind hat eine sehr wichtige Erfahrung gemacht: Wenn es etwas wirklich schaffen möchte und sich täglich bemüht, kann es sehr erfolgreich sein! Nutzen Sie diese Erfahrung als Mutmacher für andere Schwierigkeiten, die Ihrem Kind im täglichen Leben begegnen, wie etwa Rechtschreibprobleme, Konzentrationsprobleme, soziale Einordnungsprobleme usw.

Außerdem bedeutet jede nasse Nacht in der Regel Spannung im Familienleben. Und wer verzichtet darauf nicht gern einige Wochen früher?

Aber hat sich nicht auch in Ihrer Beziehung zu Ihrem Kind etwas verändert? Sind Sie sich nicht liebevoll näher gekommen und werden es wohl auch in Zukunft bleiben?

Wenn der Erfolg auf sich warten lässt
Nun aber zurück zu den Familien, für die dieses Programm geschrieben wurde, zu jenen Kindern und Eltern, die mit viel Hoffnung und Mut begonnen haben und die jetzt immer häufiger daran zweifeln, dass der echte Erfolg kommen wird.

Ich sage Ihnen aus Erfahrung. Er kommt!

Also nehmen wir einmal an, Ihr Kind hat bisher zwar hin und wieder eine trockene Nacht erlebt (früher war jede oder fast jede Nacht nass!), schafft es aber nicht, zwei Nächte hintereinander trocken zu bleiben.

Wenn Ihr Kind schon Beinaheerfolge erreicht hat, sollten Sie ihm Mut machen, indem Sie ihm sagen, dass es diesen Erfolg ja schon »fast-beinahe« in der Tasche hat.

Es ist wie bei dem bekannten Suchspiel: Dort, wo Ihr Kind jetzt steht, ist es nicht kalt, nicht lauwarm, sondern ziemlich warm oder sogar schon heiß! Noch einen Schritt in die richtige Richtung, und Ihr Kind hat ein weiteres Etappenziel erreicht: einen Doppelpack oder das Superwochenende.

So unterstützen Sie Ihr Kind

Wie können Sie Ihrem Kind helfen, diesen richtigen Schritt zu tun? Indem Sie die Mühe auf sich nehmen, das Kind in den nächsten Tagen morgens früher zu wecken als gewöhnlich. Ist der nasse Fleck im Bett Ihres Kindes am Morgen noch warm, können Sie davon ausgehen, dass Ihr Kind erst kurz zuvor sein Bett nass gemacht hat. Wenn Sie es also eine Stunde früher als gewöhnlich wecken, wird es wahrscheinlich noch ein trockenes Bett haben. Schicken Sie jetzt Ihr Kind, das richtig wach gemacht werden soll, zur Toilette. Ist das Bett beim Wecken noch trocken gewesen, so wird Ihr Kind eine große Menge Urin entleeren können. Wenn das Bett in dieser frühen Morgenstunde zwar schon nass ist, aber nicht »schwimmt«, müsste das Kind noch eine kleine oder größere Urinmenge entleeren können. War das Bett sehr nass und kann das Kind keinen Urin mehr entleeren, sollten Sie die Weckzeit am folgenden Tag um eine halbe Stunde vorverlegen (siehe Anhang Seite 155, Beispiel im Protokoll »Morgendliches Wecken«). In jedem Fall loben Sie das Kind für seine gute Mitarbeit und entscheiden Sie dann, ob und wo gemeinsam in einem Bett weitergeschlafen oder gekuschelt wird.

Die Mühe lohnt sich

Ich weiß, dass ich damit Ihren Schlaf verkürze und vielleicht anfangs Unmutsgefühle wachrufe. Dennoch muss ich Sie bitten, es zu versuchen. In der Regel stellt sich sehr schnell ein Erfolg ein. Die Freude darüber wiegt bei Mutter und Kind die Mühe auf!

Außerdem bedeutet der Erfolg ja, dass Sie Ihr Kind nun von Tag zu Tag eine Viertelstunde, vielleicht auch eine halbe Stunde später wecken sollen, so dass Sie die gemeinsame Zeit bis zum endgültigen Aufstehen ruhig beide genießen dürfen.

Das frühe Wecken kann ja gar nicht zur Dauereinrichtung werden, denn Ihr Kind wird bald bis zum Morgen trocken durchschlafen.

Wenn vorzeitiges Wecken nicht hilft

Vielleicht hat aber Ihr Kind nach anfänglichen Erfolgen nun schon eine längere Zeit trotz konsequenter Arbeit nach diesem Programm keine wesentlichen Fortschritte gemacht. Nun probieren Sie, durch frühes Wecken das

Die vorverlegte Weckphase zum »Abfangen« des Einnässens mag hart sein, doch sie dauert nur wenige Tage, und der Erfolg, den Sie damit haben werden, rechtfertigt ein paar Tage verkürzten Schlaf.

Einnässen zu verhindern, und stellen in den nächsten Tagen fest, dass der Erfolg ausbleibt, da Ihr Kind zwar meist nur einmal pro Nacht einnässt, dieses jedoch zu ganz unterschiedlichen Zeiten passiert. Dann erscheint mir auch zu diesem Zeitpunkt der Einsatz eines Weckgeräts noch sinnvoll und erforderlich.

Arbeiten Sie mit dem Kind in dieser Woche weiter wie bisher, aber besprechen Sie bitte die Anschaffung eines Weckgerätes mit dem Arzt Ihres Kindes. Informationen über Weckgeräte finden Sie auf Seite 112 ff.

Es gibt eine Alternative

Ich möchte noch einmal betonen, dass Ihr Kind nicht »schlechter« mitgearbeitet hat oder »weniger intelligent« ist, wenn es ein solches Gerät braucht.

Es geht nur einen anderen Weg, um das gewünschte Ziel zu erreichen, und auf seinem Weg benötigt es diese Hilfe. Auch auf diesem Weg kann Ihr Kind in einigen Wochen (sechs, acht oder zehn Wochen) an sein Ziel kommen.

Neunter Schritt

Wie sieht dein Robbi aus? Ist da irgendwo ein Zweierpack zu finden? Manche meiner kleinen Patienten malen die Zweierpacks mit ihrer Lieblingsfarbe an oder auch mit Gold. So wird jeder Robbi anders als der eines anderen Kindes.

Da in meinem Zimmer in der Praxis viele Robbis hängen – schwarze, ziemlich schwarze, ein wenig bunte, ziemlich bunte und echte Helferfische –, versuchen manche Kinder herauszufinden, welche verschiedenen Robbis wohl von ein und demselben Kind stammen. Die mit den goldenen Zweier- und Dreierpacks finden alle schnell, bei den anderen Fischen muss man schon ziemlich genau hinsehen und gut überlegen.

Was ist wohl ein echter Helferfisch?

Logo, das muss ich dir doch erklären: Echte Helferfische sind Robbis, die mir Kinder geschickt haben, nachdem wir schon eine längere Zeit unser Programm beendet hatten. Diese Kinder hatten schon viele Wochen kein einziges Mal mehr ins Bett gemacht und wollten mir zeigen, dass es auch weiter gut klappt und den Kindern, die nach ihnen bei mir üben, sagen: »Schau mal, so schön bunt ist mein Robbi geworden und geblieben, obwohl er anfangs ziemlich lange fast ganz schwarz war. Gib nicht auf, ich habe es geschafft, und du schaffst es auch!«

Helferfische sind Mutmacher

Helferfische sind Mutmacher, die du besonders brauchst, wenn dein Robbi nicht so recht bunt werden will. Du hattest dir das alles viel, viel leichter vorgestellt, nicht wahr? Am liebsten würdest du vielleicht sogar aufhören zu trainieren, stimmt's? Ist ja auch ganz schön hart! Du hast dich wahrscheinlich echt angestrengt, hast immer gehofft auf ein trockenes Bett am Morgen. Und dann hat es doch nicht so ganz geklappt.

Ich glaube, an deiner Stelle wäre ich auch ziemlich sauer! Und ich weiß, dass manche meiner kleinen Patienten es auch sind. Bei den einen erfahre ich es direkt. Diese Kinder kommen in meine Sprechstunde und schimpfen kräftig! Sie erzählen mir, dass jeder Tag schon richtig blöd anfängt und oft gar nicht mehr so fröhlich wird, wie es früher mit den Pampers war: »Die Windelhose kam in den Mülleimer, und dann war es ein schöner Tag. Jetzt bin ich am Morgen enttäuscht, und Mutti hat viel mehr Wäsche. Und das ist richtig doof. Ich will nicht mehr, so!«

Andere Kinder haben ihrer Mutti gesagt: »Ruf doch an und sag, dass ich nicht mehr kommen will. Das klappt doch nie! Ein Robbi mit so vielen schwarzen Flecken, der macht mich ganz traurig, den möchte ich zerreißen oder wegwerfen. Jedenfalls will ich ihn nicht jeden Tag sehen und schon gar nicht immer weiter so oft schwarz anmalen müssen. Das ist nämlich richtig gemein, wenn ich das immer muss!«

Wieder andere Kinder sagen nichts. Ihre Mütter verraten mir auch nicht, wie sauer ihr Kind zu Hause ist. Aber mir fällt dann auf, dass das Kind gar nicht mehr fröhlich erzählt und manchmal noch nicht einmal seine Spielzeit haben möchte. Es will lieber nach Hause gehen.

Da stimmt doch etwas nicht! Ich wette, ihr wisst schon, was solche Kinder unbedingt ganz, ganz schnell brauchen. Klar doch, sie brauchen eine Programmänderung, denn sie stecken in einer Sackgasse!

Wenn es mit den Erfolgen nicht so schnell klappt, wie du gedacht hast, lass den Mut nicht sinken. Stell dir vor, dass du bei allen Schulreisen und Ferienausflügen mit Schulkameraden mitmachen kannst, wenn du erst das Problem mit dem nassen Bett bewältigt hast, und dazu bist du auf dem besten Weg.

Wenn du noch Unterstützung brauchst

Nun kann es ja sein, dass du ein solches, ganz normales Kind bist, das noch eine kleine Unterstützung braucht, um das Ziel, das es sich gesetzt hat, zu erreichen.

Vielleicht hat deine Mutti dir schon zeigen können, dass du ganz dicht am Erfolg bist, dass du einen Beinaheerfolg schon geschafft hast.

Beinaheerfolge

Hier hast du ein Beispiel für einen Beinaheerfolg im Sport: »Du willst es schaffen, 70 Zentimeter hoch zu springen, und du springst über 65 Zentimeter glatt rüber und bleibst bei 70 Zentimeter noch hängen. Ist doch nicht schlimm, oder? Das heißt doch nicht, dass du nicht springen kannst! Beim nächsten oder übernächsten Versuch springst du nur noch ein wenig fester ab oder ziehst deine Beine noch etwas höher, und schon hast du es geschafft!

Eigentlich bist du schon ziemlich erfolgreich, und mit einem kleinen Trick, dem frühen Wecken, lassen sich vielleicht schnell ein paar bunte Schuppen mehr auf Deinen Robbi zaubern.

So, und jetzt braucht Ihr nur noch eine kleine Programmänderung, damit aus deinem Beinaheerfolg dieses Programmes ein richtiger Erfolg werden kann.

Eine kleine Programmänderung

Also: Du gehst wie bisher abends in dein kuscheliges Bett, redest noch ein ernstes Wörtchen mit den Mäxen und nimmst dir ganz fest vor, das Pipi bis zum Morgen festzuhalten. Vielleicht überlegst du schon einmal, mit welcher Farbe du morgen die Schuppe anmalen willst.

Nun sollst du wissen, dass Mutti dich morgen etwas früher als sonst wecken wird. Du gehst dann schnell zur Toilette. Bestimmt ist deine Blase ziemlich voll. Schön, wenn du sie auf der Toilette ganz leer machst.

Nun ist es aber noch zu früh, um aufzustehen; deshalb dürft ihr euch aussuchen, was ihr machen wollt. Entweder du gehst mit in Muttis Bett, oder; falls du ein großes Bett hast, kommt Mutti zu dir, oder ihr schlaft beide noch ein Stündchen jeder im eigenen Bett. Auf jeden Fall habt ihr, wenn es so geklappt hat, einen tollen Erfolg gehabt.

Früh genug geweckt?

Wenn es nicht geklappt hat, dein Bett also schon nass war, als Mutti dich weckte, ist das gar nicht schlimm. Du gehst schnell zur Toilette, versuchst, ob du noch etwas Wasser lassen kannst, ziehst ganz einfach einen trockenen Schlafanzug an und gehst vielleicht mit in Muttis Bett. Morgen versucht ihr es noch einmal, aber Mutti weckt dich etwas früher als heute.

Wenn es geklappt hat, wenn du also zur Toilette gegangen bist und nicht ins Bett gemacht hast, dann versucht ihr es mit der gleichen Weckzeit noch ein oder zwei Tage. Sind diese Versuche auch gelungen, dann weckt Mutti dich jeden Tag eine Viertelstunde später. So wirst du deine Blase immer noch ein bisschen länger zuhalten können, bis ihr bei eurer normalen Aufstehzeit angekommen seid. Verstanden? Habt ihr das geschafft, dann sieht dein Robbi schon richtig bunt aus. Prima!

Vielleicht klappt es nicht auf Anhieb

Jetzt sollte ich euch aber noch ganz schnell sagen, dass ihr zum Durchführen dieser Veränderung des Programms mehr als eine Woche Zeit braucht.

Es ist auch nicht schlimm, wenn es jetzt noch nicht klappt. Dann übst du eben noch ein oder zwei Wochen wie bisher weiter, und dann probiert ihr die vorgeschlagene Veränderung noch einmal aus. Es wird bestimmt bald gelingen, da bin ich ganz sicher, weil es bei meinen Patienten auch immer bald oder ziemlich bald gelungen ist. Warum solltest du das erste Kind sein, bei dem es nicht klappt? Ich weiß keinen Grund dafür, also wirst auch du es schaffen!

Jetzt bist du aber wirklich mit deiner Spielzeit dran, denn du hast ja ganz lange gut zugehört und mitgedacht!

Viel Spaß beim Spielen wünscht dir deine Frau Doktor.

Anleitung zum zehnten Schritt

In dieser Stunde wollen wir mit Ihrem Kind überlegen, wie weit wir sind und auf welchem Weg wir nun weitergehen sollen. Hat Ihr Kind bisher nicht den gewünschten Erfolg gehabt, so soll der Text des zehnten Schritts ihm Mut machen.

Am Ende der Anleitung zum neunten Schritt haben wir schon darüber nachgedacht, ob es nicht sinnvoll wäre, bei der Therapie Ihres Kindes auch jetzt noch auf ein Weckgerät zurückzugreifen. Vielleicht hat Ihr Arzt ihm bereits eines verordnet.

Ist ein Weckgerät nötig?

Wenn Sie bereits früher ein Weckgerät verordnet bekommen haben, so probieren Sie mit ein paar Wassertropfen aus, ob es noch funktionstüchtig ist. Anderenfalls können Sie das Weckgerät zum Hersteller zurücksenden mit der Bitte um Reparatur. Vielleicht benötigen Sie aber auch nur eine neue Batterie für das Gerät oder einen neuen Feuchtigkeitsfühler.

Beginnen Sie, sobald Ihnen ein funktionstüchtiges Gerät zur Verfügung steht, sofort mit den entsprechenden Schritten des Kapitels »Die zweite Stufe« Seite 114 ff.

Wenn erste Erfolge sichtbar sind

Entspricht der Robbi Ihres Kindes der Beschreibung der zweiten Möglichkeit des zehnten Schritts, dann gehen

Wunderbar, dass Sie Ihr Kind bisher so gut unterstützt haben! Bestimmt ist Ihnen das nicht leicht gefallen, vor allem wenn der Erfolg bislang noch nicht so sichtbar war. Doch Sie haben bestimmt erlebt, wie schon kleine Erfolgsschritte den Willen zum Erfolg stärken.

Sie bitte froh und zuversichtlich zum elften Schritt des folgenden Kapitels »Weiterführung ohne Weckgerät« (Seite 94 ff.) über. Das daran anschließende Kapitel »Weiterführung mit Weckgerät« (Seite 112 ff.) benötigen Sie nicht.

Lassen Sie sich von dem Gedanken trösten, dass Ihr Kind bald endgültig trocken sein wird, wenn Sie beide weiter durchhalten.

Ihr Kind wird in den nächsten Wochen immer erfolgreicher werden, wenn es weiter so eifrig mitarbeitet. Und wie steht es mit Ihnen? Haben Sie es geschafft, Ihr Versprechen mitzuarbeiten zu halten, auch wenn es schwer fällt? Ich weiß, dass es sehr schwer sein kann, morgens noch früher aufzustehen, wenn man abends spät ins Bett kommt. Dennoch bitte ich Sie, sich an das Programm zu halten.

Wenn Ihr Kind deutlich erfolgreich ist

Entspricht der Robbi Ihres Kindes der Beschreibung der dritten Möglichkeit des zehnten Schritts, dann ist es wirklich sehr erfolgreich, und Sie beide dürfen ganz stolz auf sich sein. Machen Sie Ihrem Kind Mut, indem Sie es anspornen, in der kommenden Woche eine Schuppe mehr als in dieser Woche bunt anmalen zu können. Vielleicht wird Ihr Kind nun von Woche zu Woche immer erfolgreicher sein.

Zehnter Schritt

Hallo, da bin ich wieder! Heute ist wieder ein ganz wichtiger Tag. Denn heute müssen wir ganz ehrlich feststellen, wie es weitergeht.

Wie sieht dein Robbi aus?

Du hast nun schon viele Wochen fleißig mitgearbeitet und schon viele Streifen-Robbis oder Robbi-Bilder angemalt. Jetzt würde ich gern deine Robbis sehen! Da das nicht möglich ist, werde ich so, wie wir es schon einmal gemacht haben, raten. Ihr lest also wieder den ersten Satz von den folgenden Möglichkeiten und überlegt, ob der für dich zutrifft. Wenn das so ist, dann lest ihr hier weiter. Stimmt dieser Satz nicht, so lest ihr beim nächsten Punkt weiter.

Erste Möglichkeit:
Deine Fische sind noch ziemlich dunkel

Vielleicht war doch schon einer etwas bunter, aber der letzte Robbi hat sehr viele schwarze Schuppen.

Bist du sehr traurig? Brauchst du nicht zu sein! Schau, der etwas buntere Robbi stammt ja auch von dir. Du schaffst unser Ziel bestimmt!

Wir stehen nur jetzt an einer Straßenkreuzung und suchen den richtigen Weg für dich. Du weißt ja, dass es zu deinem Kindergarten oder deiner Schule auch verschiedene Wege gibt. Gehst du nicht auch manchmal den Weg, der länger ist, weil du an diesem Tag gerade Lust hast, hier entlangzugehen?

So ist es jetzt mit uns. Ich kenne verschiedene Wege zum Ziel. Und ich möchte dir jetzt einen vorschlagen, den wir mit viel Zuversicht gehen wollen.

Wenn du jetzt hörst, was du auf diesem Weg benutzen sollst, wirst du vielleicht ebenso enttäuscht sein, wie viele meiner kleinen Patienten es waren. Ich möchte nämlich, dass wir jetzt doch noch mit einem Weckgerät und den Kapiteln, die ich für diesen Weg geschrieben habe, weiterarbeiten.

Kennst du schon ein Weckgerät?

Enttäuscht sein wirst du, wenn du ein Weckgerät schon einmal von deinem Arzt oder deiner Ärztin verordnet bekommen hattest und ihr mehr oder weniger lange allein versucht habt, dein »Pipi-ins-Bett-machen«-Problem zu beseitigen.

Vielleicht sagt ihr: »Nein, nicht noch einmal diese schreckliche Zeit!« Auch meine Patienten sind manchmal überzeugt, dass ein solches Gerät ihnen nicht helfen kann.

Ich weiß es aber besser! Ich weiß auch, warum diese Familien keinen Erfolg hatten. Sie haben nämlich die Gebrauchsanweisung zu dem Gerät entweder gar nicht richtig gelesen oder sie nicht richtig befolgt. Natürlich gibt es viele Familien, die es richtig gemacht haben. Aber diese Kinder kommen doch nicht zu mir, denn sie haben gar kein »Pipi-ins-Bett-machen«-Problem mehr!

Oder noch nicht?

Nun kann es auch sein, dass ihr ein solches Gerät noch gar nicht kennt. Ihr fragt deinen Arzt, ob er euch hilft, ein solches Gerät zu bekommen, ja? Bis es da ist, übst du einfach wie bisher weiter, nimmst dir ganz fest vor, entweder aufzuwachen, wenn deine Blase voll ist, oder das Pipi festzuhalten, bis die Blase richtig voll ist. Du weißt ja, Übung macht den Meister!

Ich vermute, dass dir das Arbeiten mit den Texten, die du jetzt brauchst, wahrscheinlich endlich richtig Spaß machen wird, denn du wirst erleben, dass dein Robbi jetzt wirklich von Woche zu Woche bunter wird.

Was meintest du da eben? »Wird auch langsam Zeit!« Ja, da hast du Recht. Ich kann verstehen, dass es für dich ganz schwer gewesen ist, dich so viele Wochen nun schon anzustrengen und immer wieder so viele Schuppen schwarz anzumalen. Das verdirbt jedem die Laune!

Du hast schon einiges geleistet

Aber überleg einmal: Haben wir nicht doch schon eine ganze Menge geschafft? Wahrscheinlich machst du jetzt in der Nacht weniger häufig ins Bett. Vielleicht passiert es sogar nur noch einmal pro Nacht und an einigen Tagen sogar gar nicht mehr.

Deine Mutti und du, ihr zwei habt mit diesem Programm schon einiges erreicht, auch wenn der Erfolg vielleicht noch nicht so groß ist wie erhofft. Überlegt mal gemeinsam, was deine Fortschritte sind.

Vielleicht braucht Mutti das Bett nicht mehr jeden Morgen abzuziehen, weil nur noch dein Schlafanzug nass geworden ist, du dann aufgewacht und zur Toilette gegangen bist. Wenn das so ist, hast du ein ganz großes Lob verdient, denn du hast gemerkt, dass du gerade ins Bett machst, und hast das Pipimachen ganz prima gestoppt. Du hast noch etwas anderes gut gemacht. Du bist aus deinem mollig warmen Bett aufgestanden und zur Toilette oder zum Töpfchen gegangen, um dort deine Blase richtig leer zu machen. Und das ist doch wirklich ein toller Fortschritt!

Lassen dich deine Mäxe im Stich?

Wenn du aber in den letzten Wochen noch fast nie oder nie wach geworden bist oder trocken durchgeschlafen hast, dann sind deine Mäxe echte Schlafmützen! Weißt du, worauf ich mich schon freue? Darauf, dass du ihnen mit dem Gerät, das du bekommst, Beine machen wirst! Weißt du, wie laut das Gerät klingelt? Ziemlich laut und auf jeden Fall so lange, bis du wach geworden bist. Du weißt ja, bevor du aufwachst, müssen diese Kerle aufhören zu schlafen, weil sie dich ja wecken müssen. Also für diese Burschen hört die schöne faule Zeit jetzt aber endgültig auf. Dafür werdet ihr, Mutti und du, wohl sorgen!

Zweite Möglichkeit: Dein Robbi hat schon einige bunte Schuppen

Vielleicht hat er sogar schon Zweierpack-Schuppen, auf jeden Fall aber in jeder Woche wenigstens eine bunte Schuppe.

Du kannst nach diesem Programm mit den Schritten des folgenden Kapitels »Weiterführung ohne Weckgerät« (Seite 94 ff.) weiterhin üben. Habt ihr die Programmänderung von der letzten Stunde ausprobiert? Ehrlich? Hat sie euch geholfen? Oder seid ihr zu müde gewesen, um so früh aufzustehen?

Meine Familien erzählen mir manchmal, dass sie es sich ganz fest vorgenommen, aber dann doch immer verschlafen haben. Das kann passieren, aber es soll nicht immer so geschehen. Deshalb setzt jetzt bitte wirklich und ehrlich das Protokollblatt »Morgendliches Wecken« aus dem Anhang ein. Auf diesem Blatt tragt ihr in der nächsten Woche ein, wann Mutti dich geweckt hat und wie dein Bett ausgesehen hat und ob du viel oder wenig Pipi auf der Toilette machen konntest. Wisst ihr, dass dieses Blatt bei meinen Familien meistens hilft? Welche Mutti möchte mir schon ein leeres Blatt mitbringen! Sie weiß doch, dass sie versprochen hatte mitzuarbeiten, auch wenn es anstrengend wird.

Und wenn die Muttis ihre Kinder richtig wecken, haben wir bald ein paar bunte Schuppen mehr auf dem Robbi-Bild.

Die Umkehrstunde zur Belohnung

Manchmal bespreche ich mit meinen kleinen Patienten, dass wir in der nächsten Stunde eine Umkehrstunde machen werden, wenn das Kind in der Woche zwei Tage hintereinander oder von allen Tagen der Woche drei Tage trocken durchgeschlafen hat oder mit Wachwerden und Zur-Toilette-Gehen trocken geblieben ist. Willst du wissen, was eine Umkehrstunde ist? Weiter unten steht's.

Dritte Möglichkeit:
Dein Robbi ist schon richtig schön bunt

In jeder Woche hast du wenigstens zwei bunte Schuppen gemalt. Du bist super, du arbeitest sehr gut mit! Aber du hast auch ein wenig Glück, denn deine Mäxe haben begriffen, dass sie am Tag, wenn du selber aufpassen kannst, schlafen können, und in der Nacht tun sie oft ihre Pflicht. Wenn sie jetzt noch lernen, dass »oft aufpassen« zwar schon ganz gut, aber »immer aufpassen« noch besser ist, dann hast du dein Ziel erreicht. Toll, nicht wahr? Du bist sicher bald mit diesem Programm fertig!

Ein Kind, das schon so einen großen Erfolg hat, wird auch bei mir extra belohnt. Mit dem mache ich eine Umkehrstunde. Willst du wissen, was das ist? Jetzt erkläre ich es dir.

Die Umkehrstunde

Ich hatte euch doch erzählt, dass die Kinder, die zu mir kommen, etwa eine Stunde in der Woche bei mir sind. Und ich hatte auch erzählt, dass etwa ein Drittel dieser Stunde unsere gemeinsame Spielzeit ist, wenn das Kind vorher gut zugehört und mitgemacht hat.

In einer Umkehrstunde, die ja eine Belohnung ist, tauschen wir unsere Teile der Stunde. In dem ersten Drittel schaue ich mir den tollen Robbi an, freue mich und lobe meinen kleinen Patienten. Dann besprechen wir schnell die Dinge, die für die nächste Woche wichtig sind, oder wir überlegen, was das Kind in dieser Woche schaffen will (manchmal wetten wir auch!). Und dann beginnt für die ganze weitere Zeit dieser Stunde die Spielzeit. Meine kleinen Patienten bringen oft zu solchen Umkehrstunden ein Spiel von zu Hause mit.

Weißt du, dass ich dann meistens verliere? Wie kommt das? Es war doch abgemacht, dass nicht gemogelt wird. Logo, meine Patienten mogeln bei mir doch nicht!

Vielleicht kann man dein Lieblingsspiel nicht zu zweit spielen. Dann müsst ihr, Mutti und du, mit der ganzen Familie oder mit Freunden einen Termin finden, damit ihr alle gemeinsam spielen könnt.

Was Übung ausmacht

Ich verliere entweder, weil ich die Spiele, die meine Patienten mitbringen, noch nie oder ganz selten gespielt habe (du weißt ja: Üben, üben, üben, nur so wird man gut!, oder weil ich noch gar keine guten Gewinnertricks bei dem Spiel kenne.

Oder das Kind hat ein Computerspiel mitgebracht. Bei den Computerspielen bin ich richtig lahm. »Pass auf!«, rufen die Kinder dann meistens, wenn ich dran bin, oder »Drück!«. Aber das hilft nicht, denn bevor ich drücke, ist mein Computermännchen schon abgestürzt. Und ich muss mich anstrengen, nicht sauer zu werden. Du siehst, auch ich habe Probleme!

Das sagt dir deine Frau Doktor.

Mehrere Wege führen zum selben Ziel

In den vergangenen Wochen haben Sie sicher nach einem ersten mutigen Anlauf ein Wechselbad der Gefühle bei sich und Ihrem Kind erlebt.

Sie haben an manchen Tagen sehr wahrscheinlich richtig kämpfen müssen, um nicht Enttäuschung, Selbstmitleid und Aggressionen gegen Ihr Kind aufkommen zu lassen, wenn es vielleicht bisher nicht so erfolgreich gewesen ist, wie Sie zu Beginn dieses Trainings erwartet haben.

Indem Sie diese Zeilen noch lesen, zeigen Sie, dass Sie dabei sind, den Kampf gegen die Resignation zu gewinnen. Und das, obwohl die Belastungsfaktoren – so häufig nasse Wäsche am Morgen, Geruch, vielleicht ein Urlaub mit einem Koffer voll Ersatzbettwäsche, die Unmöglichkeit, das Kind einmal für ein Wochenende bei Freunden unterzubringen, um mit dem Partner einen Elternkurzurlaub zu erleben – noch da sind!

Sie werden sich vielleicht fragen: »Wie ist das möglich?« Und Sie werden vielleicht sogar, weil Sie wissen, wie viel Kraft Sie an manchen Tagen benötigt haben, um nicht aufzugeben, befürchten, dass Sie in den folgenden Wochen diese Kraft nicht mehr finden werden.

Was Sie geleistet haben

Ich möchte Ihnen zeigen, was sich verändert hat und aus welchen Gründen die Mütter meiner Patienten es schafften, zuversichtlich zu bleiben.

Sie haben Ihre Einstellung zu Ihrem Kind verändert, obwohl es immer noch einnässt. Sie sehen sich nicht mehr als Opfer, dem das Kind etwas antut. Sie haben erkannt, dass Ihr Kind der Betroffene ist, der Hilfe braucht, und Sie helfen gern, da Sie Ihr Kind lieben. Sie werden an manchen Tagen erstaunt feststellen, dass es Ihnen gar nicht schwer fällt, nach einer nassen Nacht mit Ihrem Kind ganz anders umzugehen, als Sie es vor Beginn dieses Trainings taten. Und obwohl Sie das Bett abziehen und Wäsche waschen müssen, sind Sie guter Stimmung. Warum?

Weil Sie wissen, dass Sie Ihrem Kind über eine Enttäuschung hinweggeholfen haben.

Jeder, der einem anderen wirklich helfen konnte, ist stolz auf sich und glücklich.

Diese Freude werden Sie gelegentlich gespürt haben, unabhängig davon, wie erfolgreich oder weniger erfolgreich Ihr Kind bisher war. Und das ist ganz in Ordnung so.

Die beiden Möglichkeiten der Fortführung des Programms

Nun heißt es, in den kommenden Wochen jedem sich mühenden Kind zum Erfolg zu verhelfen. Ich biete Ihnen dazu zwei Wege an, einen im folgenden Kapitel »Weiterführung ohne Weckgerät« (siehe Seite 94 ff.) und den zweiten im Kapitel »Weiterführung mit Weckgerät« (siehe Seite 112 ff.). Die beiden Wege unterscheiden sich im Wesentlichen nur dadurch voneinander, dass beim zweiten für den Rest des Trainings ein Weckgerät als weiterer Helfer für das Kind benutzt werden soll.

Da eine Familie, deren Kind ohne Weckgerät weiterübt, die Erläuterungen zur Benutzung eines Weckgerätes nicht benötigt, erscheint es mir sinnvoll, getrennte Texte für beide Trainingsmöglichkeiten zu bieten, wohl wissend, dass es manchmal sehr ähnliche Texte sind, da der Programmverlauf sich inhaltlich nicht wesentlich unterscheidet.

Weiterführung ohne Weckgerät

Sie haben die zweite Stufe des Übungsprogramms erreicht, und Sie werden ohne Weckgerät mit Ihrem Kind weiterarbeiten. Halten Sie kurz inne, und machen Sie sich klar, dass Sie und Ihr Kind schon einiges geschafft haben.

Bei Ihrem Kind haben sich erste, deutliche Erfolge eingestellt. Es nässt nicht mehr jede Nacht ein, manchmal schläft es sogar einige Nächte hintereinander trocken durch. Es ist nun wichtig, mit der gleichen Konsequenz die zweite Stufe des Übungsprogramms anzugehen und durchzuhalten. Lassen Sie sich bitte von Rückschlägen nicht in Versuchung führen, die Flinte ins Korn zu werfen. Sie sind ein weites Stück gegangen, und der Weg wird sich lohnen, denn als Ziel werden Sie das Trockenwerden Ihres Kindes erleben.

Die zweite Stufe

Anleitung zum elften Schritt

In diesem Schritt möchte ich Ihnen und Ihrem Kind sagen, dass Sie bereits mehr als die Hälfte von dem, was es zu bewältigen heißt, geschafft haben. Da ist es doch wirklich an der Zeit, Sie nachdrücklich zu loben!

Denken Sie immer öfter an die kommenden Monate, in denen Sie nicht mehr üben und nicht mehr ein nasses Bett abziehen müssen? Diese Zeit rückt in greifbare Nähe. Haben Sie Mut!

Ihr Kind malt sicher inzwischen in jeder Woche ein paar Schuppen bunt an. Aber vielleicht wünschen Sie sich sehr, dass es schneller mehr bunte Schuppen werden! Da habe ich einen Vorschlag, mit dem man sich und dem Kind diesen Wunsch vielleicht erfüllen kann. Er kostet keine große Mühe und macht sogar Spaß.

Wetteifer kann beflügeln

Wetten Sie und Ihr Kind vielleicht mit dem Vater oder einer anderen Person, dass Sie beide ein gesetztes Ziel erreichen werden. Das Ziel sollte sein: Eine bunte Schuppe mehr anmalen zu dürfen als in der vorigen Woche. Wer verliert, muss ein Pfandstück abgeben. Solche Wetten können Sie häufiger in den nächsten Wochen durchführen. Die Pfandstücke werden gesammelt. Sie sollten aber noch festlegen, zu welchem »Preis« die Pfandstücke zurückgekauft werden können.

Beispiel: Haben Sie und Ihr Kind vier oder fünf Pfandstücke erbeuten können, so könnte der Vater Sie (die Familie) zum Essen oder in einen Zirkus einladen oder mit dem Sohn oder der Tochter zu einem Fußballspiel, einem Kindertheater, ins Kino oder, wenn das Kind schon älter ist, auch in ein Konzert gehen.

Hat der Vater von Ihrem Kind und Ihnen einige Pfandstücke bekommen, so könnten Sie eine festliche Mahlzeit bereiten, und Ihr Kind könnte ein paar Pflichten im Haus erledigen, die es sonst nicht tun mag. Sicher wird es sich anstrengen, um bei den Wetten zu gewinnen. Ganz nebenbei erleben Sie, wie viel Freude es machen kann, wenn die einzelnen Familienmitglieder einander wieder mehr Beachtung schenken, anstatt vielleicht wortlos nebeneinander vor dem Fernseher zu sitzen.

Hoffentlich denken Sie nicht: Immer nur Belohnung, Belohnung, wo soll das hinführen? Ich kann Sie trösten: Ihr Kind wird bald trocken sein, spätestens dann hört das Belohnen auf.

Oft ist der Erfolg Lohn genug

Ich erlebe wirklich häufig bei meinen Patienten, dass sie zu diesem Zeitpunkt schon gar keinen großen Wert mehr auf das Eintauschen der bunten Schuppen nach dem Tokenplan legen. Ihnen genügt die Freude über eine weitere trockene Nacht als Lohn.

Das soeben beschriebene Wettspiel nehmen die Kinder meist mit Begeisterung auf, bringt es doch ein wenig Spannung in diese Wochen des Übens, die notwendig sind, damit Ihr Kind auch endgültig trocken bleibt.

Elfter Schritt

Weißt du, dass die meisten Kinder, die nach diesem Programm arbeiten, an dieser Stelle schon mehr als die Hälfte der Therapiezeit hinter sich haben? Toll, nicht wahr? Jetzt ist auch für dich wohl der Berg, der hinter dir liegt, schon größer als der, der noch vor uns liegt. Und mit jeder Woche wird der Berg vor dir kleiner, denn dein Robbi wird von Woche zu Woche bunter. Sollte mal eine Woche nicht so gut sein, dann macht das nicht viel aus. Es gibt nun mal Regenwochen und Sonnenwochen!

Wie viele bunte Schuppen hast du in der vergangenen Woche gemalt? Waren es zwei oder schon drei? Das wäre ja prima! Tauschst du deine Tokens noch regelmäßig ein? Oder sammelst du für einen ganz großen Wunsch?

Zur Abwechslung ein Spiel

Manchmal erlebe ich, dass einer meiner kleinen Patienten irgendwie auf seiner Erfolgsleiter kleben bleibt. Ich meine damit, dass dieses Kind eine, zwei oder drei

Wochen hintereinander immer die gleiche Anzahl von bunten Schuppen gemalt hat. Meist wird das Kind dann langsam sauer, und ich muss mir ganz schnell eine kleine Programmänderung einfallen lassen.

Jetzt denke ich aber, du bist so erfolgreich bisher gewesen, dass du nicht eine Programmänderung, sondern vielleicht nur eine kleine Spieleinlage brauchst. Wie wäre es, wenn ihr zu Hause eine Wette abschließen würdet, bei der es Pfandstücke zu gewinnen gibt? Diese Pfandstücke können gesammelt und später eingetauscht werden.

Und so geht das Wettspiel

Ich will dir an einem Beispiel erklären, was ich meine. Du willst ja von Woche zu Woche mehr Erfolg haben. Also wettet ihr, Mutti und du, vielleicht mit Vati, dass du es in der kommenden Woche schaffen wirst, eine Nacht mehr trocken zu bleiben als in der letzten Woche. Schaffst du das, so bekommt ihr beide von Vati ein Pfandstück. Schaffst du es nicht, so erhält Vati selbstverständlich etwas von euch.

Solche Wetten könnt ihr häufiger abschließen. Du kannst z. B. auch wetten, dass du in der kommenden Nacht trocken bleibst. Bevor die Wette gilt, solltet ihr festlegen, was jeder von euch tun muss, um seine Pfandstücke wieder zurückzubekommen. Du kannst beispielsweise für einige Pfandstücke irgendeine Pflicht zu Hause übernehmen, etwa aufräumen, die Garage kehren, Hausaufgaben ordentlich und ohne zu bummeln machen, Vatis Schuhe putzen, wenn du schon größer bist, oder zusammen mit Mutti für Vati ein ganz tolles Essen bereiten. Und Vati wird sicher wissen, was Mutti und dir Freude macht und was er tun kann, um seine Pfandstücke einzulösen.

Ob dir dieses Wettspiel auch Spaß macht und du mit noch mehr bunten Schuppen in der nächsten Woche dabei sein wirst, das fragt sich deine Frau Doktor.

Anleitung zum zwölften Schritt

Ist Ihnen aufgefallen, wie kurz der Text zu den einzelnen Schritten geworden ist? Richtig, Ihr Kind hat eigentlich schon alles erfahren, was es zum Trockenwerden braucht. Jetzt soll es nur noch etwas Zeit bekommen, um das Gelernte zu üben, damit es dieses nicht wieder vergisst.

Fortschritte kommen nicht »nach Plan«

Erinnern Sie sich noch daran, wie lange es gedauert hat, bis Ihr Kind, das schon ein paar Schritte frei gehen konnte. plötzlich angelaufen kam? Es kann sehr schnell stattgefunden oder auch noch einige Zeit gedauert haben. Wenn Sie mehrere Kinder haben, wissen Sie, dass jedes eine andere Zeit gebraucht hat. Und doch konnten sie dann plötzlich alle prima laufen und haben es nie mehr verlernt!

Diese Überlegung sollte Mut für das letzte Stück machen – auch wenn Ihr Kind vielleicht ein oder zwei Wochen Einschub als Verlängerung braucht.

Wenn die Entwicklung stockt

In einem solchen Fall schauen Sie nach einer Woche den Robbi mit Ihrem Kind an. Wenn er mehr schwarze Schuppen hat als in der vorigen Woche, war vielleicht nur eine »Regenfront« durchgezogen, und Sie ahnen schon das »schöne Wetter«, das in der folgenden Woche kommen wird. Sie werden Ihr Kind aufmuntern, weil Sie Mut haben wollen. Und Mut, gute Stimmung und Zuversicht sind ansteckend!

Den Erfolg belohnen

Klettert Ihr Kind aber munter auf seiner Erfolgsleiter weiter, dann hat es doch wohl nach einem kurzen Gespräch in der nächsten Stunde eine besonders schöne Zeit verdient. Wie wäre es mit einem gemütlichen Kaffee-Kakao-Trinken, oder was sonst könnte Ihnen und Ihrem Kind Freude machen?

Zwölfter Schritt

Wie viele Schuppen hast du in der letzten Woche bunt angemalt? Habt ihr gewettet? Wer hat gewonnen? Sagst du jetzt »Na wer denn wohl, ich doch«, dann kann ich dir nur gratulieren. Du machst das ganz prächtig! Ich wünsche dir für die nächste Woche auch so viel Erfolg. Wenn es so weitergehen würde, hättest du in zwei oder drei Wochen eine ganze Woche trocken durchgeschlafen! Weißt du, dass hin und wieder ein Kind das schafft?

Es ist noch kein Meister vom Himmel gefallen

Wenn ihr aber in dieser Woche die Wette verloren habt, dann sei nicht traurig. Versuch es in der nächsten Woche noch einmal.

Du weißt doch noch, was üben heißt? Immer wieder versuchen und wissen, dass es irgendwann gelingt. Ein wenig Geduld braucht man dazu. Aber ihr beide habt ja schon bewiesen, dass ihr sehr viel Geduld habt! Wer keine Geduld hat und sich nicht anstrengen will, der kommt gar nicht bis zu dieser Seite! Ihr aber seid noch dabei. Deshalb möchte ich euch loben und euch für die Wette in dieser kommenden Woche die Daumen drücken.

Hattest du ein »Zwischentief«?

Lass dir sagen, dass es auch im schönsten Sommer einmal ein paar Regentage geben muss! Du weißt doch, wie sehr du dich nach einer verregneten Woche über den Sonnenschein freust, nicht wahr? Wenn also in der letzten Woche dein Bett ziemlich oft nass war, dann könnte bei dir ja gerade so eine »Regenfront« vorbeigezogen sein. Vielleicht spürst du schon die Sonne, die gleich durch die Wolken kommen wird.

Du vergisst doch nicht, vor dem Einschlafen mit Max I und Max II zu reden und dir ganz fest vorzunehmen, dass du es schaffen willst, wie schon oft auch in dieser Nacht trocken durchzuschlafen oder zur Toilette zu gehen? Fängst du vielleicht heute einen neuen Robbi an?

Dass er ganz schön bunt werden soll, wünscht dir deine Frau Doktor.

Anleitung zum dreizehnten Schritt

Ist diese Stunde für Ihr Kind eine Einschubstunde? Manche meiner kleinen Patienten benötigen diese (oder auch zwei oder drei davon), weil bei ihnen die Fortschritte in kleineren Schritten kommen.

Immer öfter wachst du jetzt morgens auf, und nichts ist nachts »passiert«. Ist das nicht eine tolle Belohnung für deine Anstrengungen?

Oft verläuft die Entwicklung unregelmäßig

Sie erinnern sich doch noch daran, dass ich Ihnen gesagt habe: »In der Regel brauchen wir vier bis sechs Monate, um ein Bettnässerproblem zu bewältigen«? Da hat Ihr Kind doch wirklich noch Zeit, oder? Also gibt es keinen Grund, mutlos zu werden.

Vielleicht macht Ihr Kind aber auch zurzeit richtig große Fortschritte. Dann zeigen Sie ihm Ihre Freude. Ihr Kind möchte, dass Sie stolz auf es sein können, und es wird sich sicher weiter sehr anstrengen.

Sollte es dann plötzlich an einigen Tagen nicht so gut klappen, so werden Sie, da Sie ja jetzt schon ein ganz geübter Mutmacher sind, sicher eine Idee haben, die Ihrem Kind wieder Vertrauen gibt in die Kraft, die es braucht, um sein Ziel zu schaffen.

Oder ist Ihr Kind mit Siebenmeilenstiefeln davongeeilt und hat schon sechs oder sieben bunte Schuppen in der Woche angemalt? Dann freuen Sie sich mit ihm auf die nächste Woche. In der wird es erfahren, was es geschafft haben sollte, um am Ziel zu sein.

Neues wagen

Wenn Ihr Kind es bisher vermieden haben sollte, bei Verwandten oder Freunden zu übernachten, weil es befürchtet hat, dass es dort einnässen könnte und dann jeder von seinem Problem Kenntnis erlangen würde, so machen Sie ihm Mut, es nun einmal zu versuchen.

Ich denke, dass Ihr Kind es schaffen wird! Zögert es noch, so sagen Sie ihm, dass Sie es ihm zutrauen. Ihre Zuversicht wird Ihr Kind stärken. Aber bitte zwingen Sie es nicht zu diesem Versuch. Es muss selbst an sich glauben können, wenn es Erfolg haben soll.

In der Praxis erlebe ich allerdings meist, dass das Kind zu einem Zeitpunkt auswärts schlafen möchte, zu dem die Mutter noch starke Bedenken hat und sich fragt, ob das gut gehen wird. Sehe ich, dass das Kind voll Selbstvertrauen ist, so stelle ich mich auf seine Seite und bitte mit ihm zusammen die Mutter, dass es sein Können beweisen darf. Und, was glauben Sie? Es war noch nie ein Fehlschlag! Kinder werden durch solche gelungenen Versuche mächtig stark!

Es kann ein deutlicher Ansporn für Ihr Kind sein, endlich einmal auswärts, bei Verwandten oder Freunden, übernachten zu dürfen. Sie werden sehen, bestimmt traut es sich das schon zu, und es würde mich wundern, wenn es nicht gut ginge.

Dreizehnter Schritt

In dieser Stunde muss ich wieder einmal raten, weil ich deinen Robbi ja nicht sehen kann. Wie sieht es bei dir aus? Bestimmt hast du schon den ein oder anderen Erfolg zu vermelden. Und ob es nun ein oder zwei bunte Schuppen oder sogar noch mehr sind – du siehst, du kletterst langsam, aber sicher die Erfolgsleiter immer höher.

Erste Möglichkeit:
Du gehörst zu meinen Erfolgskindern, die jede Woche ein paar Schuppen bunt anmalen

Mal sind es drei, mal zwei, mal vier, die du bunt anmalen kannst. Das finde ich gut! Besonders gefällt mir die Woche mit den vier bunten Schuppen, denn das ist mehr als eine halbe Woche.

Vielleicht gibt es bei euch in der Familie bald einen besonderen Tag mit einem Fest. Wie wäre es, wenn du dir vornimmst: Bis dahin schaffe ich eine Woche mit fünf bunten Schuppen? Versuch es doch einfach einmal!

Zweite Möglichkeit:
Du hattest wirklich schon eine Woche mit fünf bunten Schuppen

Ich bin begeistert und Mutti bestimmt auch. Jetzt glaubt ihr, dass es gar nicht mehr lange dauern kann, bis du mit diesem Programm fertig bist, nicht wahr?

Dabei üben wir erst seit etwa drei Monaten! Vier bis sechs Monate werden wir ungefähr brauchen, hatte ich euch zu Beginn gesagt. Du hast dich also sehr beeilt.

Ich würde an deiner Stelle jetzt den Versuch wagen, den ich am Ende der vierten Möglichkeit nennen werde.

Dritte Möglichkeit:
Sechs bunte Schuppen in einer Woche
Was soll ich dazu sagen? Super, wie du das machst! Bestimmt bist du bald mit diesem Programm fertig. Du gehörst zu den ganz Schnellen! Und ich freue mich mit dir und kann mir vorstellen, wie stolz du bist.

Deshalb würde ich jetzt ganz mutig den am Ende der nächsten Möglichkeit beschriebenen Versuch wagen, und bestimmt traust du dich das auch.

Vierte Möglichkeit:
Sieben bunte Schuppen!
Du bist »Spitze«, du hast es fast geschafft. Nun ist es nicht viel mehr als ein Klacks, was du noch leisten musst. In der nächsten Stunde erzähle ich dir, was ein Kind erreicht haben muss, damit ich zu ihm sagen kann: »Geschafft!«

Bislang hast du eine ganze Woche trocken durchgehalten, von der letzten Stunde bis zu dieser! Aber jetzt kannst du ganz sicher den folgenden Versuch wagen. Ich denke, er wird bestimmt gelingen.

Ein Test
Hast du immer schon so gern bei irgendeinem Verwandten oder bei Freunden übernachten wollen und hast dich nie getraut, es zu tun, weil du Angst hattest, dass du dort das Bett nass machen würdest?

Ich meine, jetzt kannst du es versuchen. Du sollst allein entscheiden, wann du bei wem übernachten willst. Warum? Weil ich erlebt habe, dass die Kinder es immer geschafft haben, wenn sie es sich zugetraut haben. Manche haben es zuerst bei der Oma versucht, denn sie wusste ja oft von dem Problem und dem tollen Erfolg beim Training. Wenn das geklappt hat, haben die Kinder es auch bei Freunden versucht. Und? Das Bett war am Morgen trocken, logo!

Jetzt kann ein vielleicht geheimer, aber bestimmt großer Wunsch von dir in Erfüllung gehen, dass du nämlich einmal bei den Großeltern, bei Verwandten oder Freunden übernachten darfst. Freust du dich? Es wird bestimmt schön.

Kannst du dir vorstellen, wie stolz das Kind und seine Mutti mir dann davon berichtet haben?

Versuchst du es auch in der kommenden oder den darauf folgenden Wochen?

Ganz neugierig wartet auf die nächste Stunde deine Frau Doktor.

Anleitung zum vierzehnten Schritt

Wenn Sie sich den vierzehnten Schritt anschauen, werden Sie feststellen, dass er ziemlich umfangreich ist. Er enthält Informationen für die Kinder, die schon sehr erfolgreich waren, deren Robbi vielleicht viel bunter ist als der Ihres Kindes. Bitte lesen Sie mit Ihrem Kind den ganzen Text. Es wird sich von der Tatsache, dass vielleicht ein anderes Kind schon weiter sein könnte als es selbst, nicht entmutigen lassen, wenn Sie nicht entmutigt wirken. Im Gegenteil, es wird ihm ein Ansporn sein, auch bald so weit zu sein.

Einen Versuch wagen
Ihr Kind braucht Zeit. Das ist ganz normal. Und so wollen wir in dieser Stunde einige Möglichkeiten besprechen, mit denen Sie Ihrem Kind helfen können, die Übungszeit als nicht zu lang zu erleben.

Ihr Kind wird mehr Freude haben, wenn es eine neue Sache zu üben gilt, die eine echte Herausforderung bedeutet.

Ich hoffe, es entsetzt Sie nicht zu sehr, dass ich Ihrem Kind rate, doch einmal vor dem Schlafengehen noch richtig viel zu trinken. Vielleicht denken Sie jetzt: »Das muss doch schief gehen!« Das stimmt nicht. Richtig ist: Es kann schief gehen, muss aber nicht! Außerdem wissen Sie nicht, ob das Bett Ihres Kindes in dieser Nacht nicht auch ohne zusätzliches Trinken nass geworden wäre. Bleibt es aber trocken, so fühlt sich Ihr Kind bestimmt großartig, denn es hat wieder etwas geschafft. Der Erfolg macht stark und lässt den Mut wachsen.

Vorsichtiges Vermeiden mag ein richtiger und sicherer Weg sein, doch manchmal gibt eine Herausforderung, die man meistert, viel mehr Auftrieb und Motivation. Wagen Sie mit Ihrem Kind den Schritt.

Training der Beckenbodenmuskeln

Erinnern Sie sich noch, dass Sie im Rahmen der Schwangerschaftsgymnastik Übungen gemacht haben, um Ihre Beckenbodenmuskulatur zu stärken? Und eben diese Übungen wie etwa den Bauch einziehen und das Gesäß anspannen und diese Spannung eine kurze Zeit beibehalten oder Druck nach unten wie beim Toilettengang im Wechsel mit Anspannen des Gesäßes sind gemeint.

Was Sie Ihrem Kind zumuten können

Ich denke, Sie werden spüren, was Ihr Kind schon verstehen und nachmachen kann, was ihm hilft, auch im letzten Abschnitt unseres Programms zuversichtlich zu sein. Und so werden Sie die richtige Auswahl treffen oder zum Wohle Ihres Kindes eigene Helferideen erfinden. Da Sie sich bis hierher durchgekämpft haben, werden Sie das letzte Stückchen auch noch schaffen!

Wenn die eigene Motivation leidet

Ich weiß, wie schwer es ist, wenn Sie Ihrem Kind immer Mut machen sollen, selbst aber niemanden haben, der Ihnen Mut macht. Sie müssen sich Ihre Kraft aus den nun sichtbaren Erfolgsschritten Ihres Kindes holen. Haben Sie die Robbi-Blätter der ersten Übungswochen aufgehoben? In Stunden der Mutlosigkeit kann das Betrachten dieser Fische, die doch wohl deutlich dunkler sind als der jetzige Robbi, Ihnen wieder Kraft und Mut geben.

Da Sie es geschafft haben, bis jetzt Ihrem Kind ein liebevoller Helfer zu sein, gebührt Ihnen ein ganz großes Lob! Machen Sie sich bewusst, wie viel Kraft Sie Ihrem Kind mit Ihrer Zuversicht geben. Ich musste in meiner Sprechstunde erfahren, dass der Glaube der Mutter an den Erfolg beim Kind weitaus mehr zählt als alle Zuversicht, die ich meinen kleinen Patienten geben konnte (siehe Fallberichte »Jens und Oliver« ab Seite 145).

Vierzehnter Schritt

Für die ganz seltenen Kinder, die mit Siebenmeilenstiefeln durch dieses Programm gestürmt sind und jetzt schon einmal eine ganze Woche trocken durchgeschlafen haben, will ich nun erzählen, wann ich zu meinen kleinen Patienten »Du hast es geschafft!« sage.

Wann hast du es geschafft?

Also: Wer zwei Wochen hintereinander trocken durchschläft, hört von mir diesen Satz! Dann vereinbare ich mit dem Kind, dass es erst in 14 Tagen wieder zu mir kommen soll. Bis dahin malt das Kind weiter einen Robbi an.

Aber weil mein Robbi sich ja verändern kann, wenn ein Kind es braucht, sieht der Robbi, den meine kleinen Patienten nun mit nach Hause nehmen und anmalen, etwas anders aus. Schau in den Anhang, dort findest du auf Seite 154 den Monats-Robbi, der ein Abschluss-Robbi ist und der für neue Patienten dann zum »Super-Mutmacher-Helfer-Fisch« werden kann. Waren aber in dieser letzten Zeit des Monats-Robbis einige Nächte doch etwas nass bei diesen fast am Ziel stehenden Kindern, dann besprechen wir, so wie wir es bei dir später auch machen werden, was wir unternehmen wollen.

Nicht alle können so schnell sein

Aber so ein Sauseblitz ist in meiner Sprechstunde eine große Ausnahme!

Meine kleinen Patienten sind in der Regel Normalkinder. Und die brauchen noch ein paar Wochen, logo!

Du weißt doch noch, warum ich so viel Zeit und Geduld haben kann? Ja, weil ich weiß, dass die Kinder es noch immer geschafft haben. Und du wirst es auch schaffen!

Weiter geht's mit einer Abwechslung

So, nun wollen wir aber wieder eifrig weiterarbeiten. Ich stelle mir jetzt vor, dass dein Robbi in den letzten Wochen schwarz-bunt gefleckt, vielleicht schon etwas mehr bunt als schwarz von dir angemalt worden ist.

Vielleicht wünschst du dir sehr, dass du doch häufiger vier oder fünf bunte Schuppen in einer Woche anmalen könntest. Erfolg macht Mut und Freude, mehr Erfolg macht natürlich mehr Mut und mehr Freude, logo, oder?

Eigentlich muss ich dir jetzt sagen, dass du nur noch etwas Zeit und fleißiges Weiterüben brauchst, damit du mehr Erfolg erleben kannst. Aber ich weiß auch, dass meine kleinen Patienten nach dieser Auskunft oft recht enttäuscht sind. Sie wollen doch sooo gern mehr tun als

nur Geduld haben und weiterüben. Sie wollen eine neue Chance bekommen, um mir zu zeigen, was sie alles fertig bringen und wie gut sie mitarbeiten. Sicher ahnst du jetzt schon, dass ich wieder eine kleine Programmerweiterung vorschlagen werde.

Ein Gutenachttrunk

Da du ja viele gute Freunde hast, die dir gern bei deinem Training zum Erfolg verhelfen wollen, will ich dir erzählen, wer von uns welche Aufgabe übernehmen soll.

Ich helfe dir mit meinem Vorschlag und erzähle euch zuerst einmal, was wir tun und was wir damit erreichen wollen.

Ich möchte, dass du am Abend vor dem Schlafengehen ein richtig großes Glas Milch, Tee, Kakao oder was du gern magst (bitte keine Zitrusfruchtsäfte und keine Cola) trinkst (200 bis 300 Milliliter).

Ich weiß, das ist genau das Gegenteil von dem, was du früher erlebt hast. Damals durftest du vielleicht schon beim Abendessen nichts mehr trinken, weil ihr gefürchtet habt, dass du dann noch häufiger ins Bett machst. Und jetzt rate ich dir: Trink ruhig vor dem Einschlafen noch ein Glas aus. Wie sollt ihr das verstehen?

Wir wollen mal sehen, ob auch deine Blase und deine Mäxe so gut wie du mitgearbeitet haben. Um sie ein bisschen zu beschäftigen und ihre Zuverlässigkeit zu testen, gibt es einen schönen Schlaftrunk.

Was du schon alles kannst

Seit dem Beginn unseres Trainings hast du eine Menge gelernt. Du beherrschst den Schließmuskel am Ausgang deiner Blase in manchen Nächten sehr gut. Du kannst viel größere Mengen Pipi in deiner Blase festhalten, weil die Blasenwand ganz locker werden und sich dann ausdehnen kann, wenn viel Pipi aus deinen Nieren ankommt. Und du wachst schon manchmal auf, wenn deine Blase voll ist und drückt. Toll, nicht wahr?

Nun möchtest du aber, dass alle diese Vorgänge zuverlässiger – eben nicht nur manchmal – so funktionieren. Und wie macht man das?

Indem du genau das trainierst, was du zwar manchmal, aber eben noch nicht immer ganz sicher kannst. Da du am Tag rechtzeitig zur Toilette gehst und nicht in die Hose machst, solltest du nicht mehr am Tag, an dem ja alles bestens klappt, sondern in der Nacht trainieren. Denn in der Nacht sollst du auch zuverlässig trocken werden.

Die Blase beschäftigen

Deine Aufgabe ist die folgende: Du trinkst abends vor dem Einschlafen irgendetwas Leckeres und nimmst dir ganz fest vor, die Flüssigkeit, die als Pipi in deiner Blase ankommt, entweder bis zum Morgen festzuhalten oder aufzustehen und zur Toilette zu gehen, wenn dein Max I dich wecken wird.

Du kannst, bevor du einschläfst, auch noch ein Beckenbodentraining machen. Logo, dass du nicht wissen kannst, was das ist! Deine Mutti könnte es vielleicht wissen. Sie kann es dann mit dir noch einmal genau besprechen und schauen, ob du es richtig machst.

Die Beckenbodenmuskeln fit machen

Ich will Dir kurz erklären, was ich mit Beckenbodengymnastik meine.

Dein Bauchraum ist nach unten durch Muskelschichten, die an den Beckenknochen befestigt sind, abgeschlossen. Du kannst diese Muskeln bewegen. Wenn du fest in deinen Bauch hineinpresst, dehnst du sie. Wenn du ganz fest deinen Po zusammenkneifst und den Bauch nach innen ziehst, spannst du auch deine Beckenmuskeln an.

Man kann keine Leistung erbringen, die man nicht zuvor versucht hat zu erreichen. Das gilt beim Sport ebenso wie beim Training für eine trockene Nacht.

Das machst du z. B., wenn du spürst, dass du »groß« zur Toilette gehen musst, aber keine Toilette erreichbar ist. Indem du den Beckenboden anspannst, hilfst du deinen Schließmuskeln an Darm und Blase, gut zu funktionieren. Klar doch, du machst nicht so einfach in die Hose, wenn du gerade einen Drang verspürst. Mutti hat sicher schon manchmal zu dir gesagt: »Halte noch ein bisschen, wir sind gleich zu Hause.« Und du hast das getan.

Muskeln, die man dehnt oder anspannt, die trainiert man. Du weißt vom Sport, dass ein solches Training Muskeln stark macht. Und starke Muskeln brauchst du, wenn du etwas festhalten willst. So einfach ist das!

Aber übertreib es nicht mit diesem Training! Es soll nur eine kleine Übung sein, die du beispielsweise abends im Bett vor dem Einschlafen noch schnell machen kannst. Mutti kann fühlen, ob du es richtig machst, denn wenn du den Beckenboden anspannst, ziehst du deinen Bauch ein; dehnst du den Beckenboden, so drückst du den Bauch heraus.

Was machen Max I und Max II?

Sie sollen noch besser aufpassen! Du hast ihnen das Schlafen in ihrer Arbeitszeit ja bereits ziemlich abgewöhnt. Und ich glaube, es wird ihnen Spaß machen, gut aufzupassen, wenn sie wissen, dass in dieser Nacht mehr Pipi von den Nieren ankommen kann, weil du ja vor dem Schlafengehen noch extraviel getrunken hast!

Wie hilft dir Mutti?

Sie drückt dir die Daumen, dass es klappt. Sie macht dir Mut, wenn es nicht gleich beim ersten Versuch gelingt. Sie traut dir zu, dass du es schaffst! (Und wäscht bei einem misslungenen Versuch deine Bettwäsche, ohne traurig zu sein.)

Und was ist mit Robbi?

Schau ihn dir an, er lächelt wieder, und vielleicht zwinkert er dir ein ganz klein wenig zu, weil er schon weiß, dass du es schaffen wirst!

Du hast heute aber lange gut zugehört und mitgedacht! Dafür hast du eine extralange Spielzeit verdient. Vielleicht sagst du jetzt: »Geht doch gar nicht. So viel Zeit ist nicht mehr übrig!« Das ist richtig. Nun ist es aber ganz wichtig, dass sich jeder an sein Versprechen hält.

Wenn mir bei einem kleinen Patienten so ein Zeitnotproblem passiert, brauche ich natürlich eine Lösung dafür. Ich gebe meinem Patienten einen Gutschein für eine Spielzeit mit. Diesen Schein kann er in der nächsten Stunde einlösen. Wie wäre es, wenn ihr es auch so macht?

Das rät euch deine Frau Doktor.

Anleitung zum fünfzehnten Schritt

Die fünfzehnte Stunde sollte für Sie und Ihr Kind wieder einmal eine besonders schöne, gemütliche Zeit sein.

Vielleicht sind Sie meinem Vorschlag gefolgt und haben Ihrem Kind einen Gutschein für eine Spielzeit gegeben, den Sie möglichst bald eintauschen sollten. Vielleicht fanden Sie aber diesen Vorschlag nicht notwendig, da Sie doch die »Therapiestunde« Ihres Kindes zu Hause beliebig ausdehnen können.

Der Spielzeitgutschein

Folgende Überlegungen haben mich veranlasst, Ihnen den Gutschein zu empfehlen. Die Arbeit mit diesem Programm sollte ja regelmäßig einmal wöchentlich zu einer festen Zeit durchgeführt werden. Sie wird also vom Kind wie ein Termin erlebt. Wahrscheinlich hat Ihr Kind aber noch weitere Termine (Sport, Musik, Kirche usw.). Da Ihr Kind neben der Schule, den Hausaufgaben und seinen Terminen noch freie Spielzeit zu Verabredungen mit Gleichaltrigen braucht, sollten Sie diesen Therapietermin nicht unnötig verlängern.

Besprechen Sie in dieser Stunde mit Ihrem Kind das Aussehen seines Fisches, loben Sie es, und machen Sie ihm Mut für die kommende Woche.

Und dann soll die Spielzeit beginnen!

Fünfzehnter Schritt

Hast du an deinen Gutschein gedacht? Ja, heute gibt es eine richtig lange, schöne Spielzeit.

Und wenn dein Robbi sogar mehr bunte Schuppen in dieser Woche bekommen hat, als er in der vorigen Woche hatte, dann hast du ganz großartig trainiert!

Dann schaffst du bestimmt in der nächsten Woche sechs oder sieben bunte Schuppen, oder hast du es sogar schon geschafft?

Übe noch ein bisschen weiter, denn du brauchst ja, wie du schon weißt, zwei ganz trockene Wochen, bevor Mutti unter deinen Robbi »geschafft« schreiben darf.

Was anderen Kindern eingefallen ist

Von Kindern, die so wie du nach diesem Buch geübt haben, habe ich manchmal später gehört, was sie in einer solchen Superspieltrainingsstunde mit ihrer Mutti gemacht haben. Ich will dir einige Sachen verraten. Vielleicht hast du an der ein oder anderen Idee auch Freude.

Diese Kinder haben:
- mit ihrer Mutti Waffeln oder einen Kuchen gebacken
- Eis selbst gemacht

- etwas ganz Tolles gebastelt, z. B. einen Drachen, der dann tatsächlich gestiegen ist und viel schöner war als jeder gekaufte Drachen

Diese Kinder sind:
- schwimmen gegangen
- Schlittschuh gelaufen, wenn es Winter war
- zu Hause geblieben und haben sich dort eine gemütliche Zeit gemacht

Du siehst, ihr könnt ganz tolle Dinge tun! Schau, so kurz ist unsere Übungszeit heute, weil du so super bist und jetzt deine lange Spielzeit auf dich wartet.

Ganz viel Spaß dabei wünscht euch deine Frau Doktor.

Anleitung zum sechzehnten Schritt

Wie weit ist Ihr Kind? Konnten Sie bereits eine ganze trockene Woche erleben? Wenn ja, dann wissen Sie es jetzt ganz sicher, dass Ihr Kind in kurzer Zeit kein Einnässproblem mehr haben wird. Auch wenn in dieser Woche noch eine schwarze Schuppe gemalt werden musste, dürfen Sie mir glauben, dass Sie bald am Ziel sind.

Überraschung gibt es immer

Es gibt keine Gesetzmäßigkeit für die letzten Wochen. Ich erlebe immer wieder Überraschungen. Manchmal setzt ein Kind richtig zum Endspurt an und wird ganz schnell endgültig trocken. Dann wieder scheint ein Kind fast den Rückwärtsgang eingelegt zu haben, und die Familie ist der Verzweiflung nahe. Doch glauben Sie mir, ich bleibe zuversichtlich, und auch dieses Kind wird trocken! Und das bleibt es, wenn ein Rückfall, den es in den letzten Wochen unseres Trainings oder erst einige Wochen nach dem Therapieende häufiger gibt, sofort angegangen wird. Darüber werde ich später noch berichten.

Pläne schmieden für das Endziel

Jetzt haben Sie erst einmal genügend Grund, sich mit Ihrem Kind zu freuen. Versuchen Sie es zu motivieren, bald die als Ziel gesetzten zwei trockenen Wochen zu erreichen. Überlegen Sie sich und besprechen Sie mit Ihrem Kind, wie Sie die in Folge vierzehnte bunte Schuppe feiern wollen.

Fassen Sie das autogene Training ins Auge

Wenn Ihr Kind schon etwas älter ist (etwa acht Jahre oder älter), dann kann es sinnvoll sein, dass es etwas über das autogene Training erfährt. Manche Kinder haben an diesen Übungen sehr viel Freude und setzen sie gern auch bei anderen kleinen Problemen ein, die ihnen schwer zu bewältigen erscheinen. So lernen sie, sich selbst wahrzunehmen, sich auf ihre innere gesunde Kraft zu verlassen und aufkommende Angst durch bewusst positive Gedanken abzubauen. Sie spüren, dass sie etwas bewirken und verändern können und nicht hilflos einem Schicksal oder einer eigenen unschönen Wesensart ausgeliefert sind.

Positiv denken

Nicht nur beim Problem des Bettnässens erlebe ich bei meinen kleinen Patienten anfangs in den Therapiestunden häufig starke Resignation. »Ich bin halt ein Bettnässer!«, »Mich mag doch keiner!«, »Ich kann eben nicht besser schreiben!«, »Ich mache doch immer alles falsch oder kaputt!«, lauten die Aussagen der kleinen Bettnässer, der Störenfriede einer Klasse, der Rechtschreibschwachen oder Selbstunsicheren.

Vielleicht fragen Sie sich jetzt, warum ich Ihnen davon berichte. Weil ich Ihnen zeigen möchte, dass Sie in diesem Training Ihrem Kind mit Ihren eigenen positiven Gedanken – Sie wollten an unseren gemeinsamen Erfolg glauben und haben es bisher fertig gebracht – ein Vorbild waren. Vielleicht können Sie jetzt schon mit dem Kind besprechen, dass Sie so weit gekommen sind, weil Sie beide es wirklich gewollt, sich angestrengt, Gedanken des Zweifels und der Resignation vertrieben haben und nun das Ziel in greifbarer Nähe sehen. Das wird Ihrem Kind helfen, sich auch im letzten Stück des Trainingsweges von einem Rückfall nicht schrecken zu lassen.

Was Sie Ihrem Kind zutrauen dürfen

Soll dieser Ratschlag Früchte für Ihr Kind bringen, so ist es notwendig, dass Sie mehrmals pro Woche, in Idealfall an jedem Abend der nächsten Wochen, ein paar Ruheübungen mit Ihrem Kind machen und Ihre Gedanken auf einen fröhlichen Satz lenken, der das Trainingsziel Ihres Kindes beinhaltet.

Lesen Sie bitte, bevor Sie den sechzehnten Schritt mit Ihrem Kind besprechen, den Inhalt dieser Stunde, und entscheiden Sie, ob die Hinweise zum autogenen Training für Ihr Kind nützlich sein können oder es überfordern. Im letzteren Fall überspringen Sie bitte diese Abschnitte.

Sie werden sicher die richtige Entscheidung treffen, denn Mütter haben meist ein hervorragendes Gespür dafür, was ihrem Kind gut tut. Leider fehlt aber manchmal der Mut, diesem Gespür auch gegen den Rat der Besserwissenden im Verwandten- und Bekanntenkreis zu folgen.

Doch Sie haben sich mutig für dieses Trainingsprogramm entschieden und haben durchgehalten. Und dafür möchte ich Sie sehr loben!

Sechzehnter Schritt

Nun, wie sieht dein Robbi heute aus? Hast du es schon einmal geschafft, eine ganze Woche hintereinander ein trockenes Bett am Morgen zu haben? Dann bist du wirklich toll bei der Sache, und ihr könnt sehr stolz auf euch beide sein! Übe fleißig weiter, du hast sicher bald zwei ganz trockene Wochen geschafft. Dann bist du am ersten großen Ziel und sollst nur noch beweisen, dass du diese Leistung halten kannst.

Manchmal gibt's einen Rückfall

Ich will euch schon jetzt erzählen, was bei meinen kleinen Patienten häufig passiert, wenn sie bereits einmal

Kleine Rückschläge gibt es immer wieder, aber die ändern nichts daran, dass du schon mehr beherrschst, als du beweisen kannst. Nicht immer kann ein 100-m-Läufter Bestzeit laufen, aber er strengt sich immer an.

Weiterführung ohne Weckgerät

zwei Wochen oder sogar noch ein paar Tage länger ganz trocken gewesen sind: Plötzlich sind da wieder mehrere nasse Nächte, manchmal sogar hintereinander. Dann kommt das Kind ganz traurig zu unserer Stunde, und auch die Mutter wirkt sehr enttäuscht. War all diese Mühe umsonst? Natürlich nicht!

Das ist nur eine kleine Störung, so wie du nach einem Gewitter doch auch manchmal noch ein bisschen Donner hören kannst und nicht Angst hast, dass jetzt gleich wieder ein riesiges Gewitter folgen wird, oder?

Das kann dich nicht schrecken

Und so kann das auch mit dir und dem nassen Bett sein. Sollte es dir vielleicht bald so gehen, dann brauche ich dich nur daran zu erinnern, dass ich dir davon schon erzählt habe. Dann wirst du sicher nicht so schrecklich enttäuscht sein und denken: »Sie will mich ja nur trösten.«

Deshalb sage ich dir schon heute, dass ich diese beiden Dinge ziemlich sicher weiß:

- Wenn ein Kind wirklich will, wird es trocken werden.
- Wenn ein Kind schon ziemlich trocken war, und es kommt ein Rückfall, so wird es doch in kurzer Zeit endgültig trocken sein, wenn es noch ein wenig Geduld hat und so weiterübt, wie ich es ihm rate.

Warum ich das weiß? Weil ich es schon ganz oft erlebt habe! Warum also sollte es bei dir anders sein?

Nun denke ich aber, dass du noch fleißig übst, um auch die zweite Woche ganz trocken zu bleiben. Vielleicht überlegt ihr einmal, ob ihr nicht den ein oder anderen Rat, den ich euch bisher gegeben habe, noch einmal ganz bewusst anwendet.

Kennst du das autogene Training?

Wenn du schon etwas größer bist, dann habe ich noch einen anderen Vorschlag für dich, der dir helfen kann, erfolgreicher zu sein.

Weißt du vielleicht schon, was das autogene Training ist? Oder hast du es schon erlernt, weil es dir bei einem anderen Problem wie Asthma oder Konzentrations-

schwierigkeiten helfen sollte und konnte? Du kannst es bei unserem Problem hier natürlich auch einsetzen.

Jetzt will ich aber erst einmal annehmen, dass du von diesem Training noch nie etwas gehört hast. Lass es dir erklären. »Autogen« ist ein Fremdwort und bedeutet »selbst«. Das autogene Training ist also ein Training, das ein Mensch mit sich selbst macht. Denkst du jetzt, dass unser Training eigentlich dann doch auch ein autogenes Training ist? Ja, du hast ziemlich Recht! Denn wenn du nicht mit dir trainierst, d. h. dich nicht anstrengst und nicht selbst übst, können Mutti und ich gar nichts schaffen. Wir können dir nur Tipps geben und Mut machen. Du bist derjenige, der etwas schafft, wenn er will! Und du willst es doch schaffen!

So funktioniert das autogene Training

Beim autogenen Training lernt ein Mensch, wie er sich selbst ganz deutlich spüren kann. Er lernt, sich zu entspannen und das Gewicht seines Körpers, der Arme und Beine wahrzunehmen. Er lernt, ganz ruhig werden zu können, wann immer er es will, lernt, seine Atmung und seinen Herzschlag zu spüren. Er empfindet es als Freude, wenn er fühlt, dass er nur locker und ruhig zu werden braucht, um zu erleben, dass in seinem Körper alles sehr zuverlässig funktioniert.

Autogenes Training kann z. B. Atemnot, Kopfschmerz und Bauchweh lindern. Es kann Angst ganz klein werden lassen und störende Gedanken aus deinem Kopf verbannen. Gute Gedanken, die uns Menschen helfen, eine Leistung zu vollbringen, können wir in unseren Kopf hereinholen.

»Und wie macht man das?«, wirst du vielleicht fragen. Hör zu: Man setzt oder legt sich ganz bequem hin, schließt für eine kurze Zeit die Augen und versucht, die Welt um sich herum nicht oder möglichst wenig wahrzunehmen.

Ruhe und Schwere

Versuch es einmal, sag dir in deinen Gedanken: »Ich bin ganz ruhig und entspannt, meine Arme und Beine sind ganz schwer.« Wenn du das ein paar Mal geübt hast, wirst du das Gewicht deiner Arme und Beine spüren können! Vielleicht stellst du dir anfangs als Hilfe vor, du bist ein ganz schweres Tier, ein Elefant oder ein riesiges Nashorn, das sich fallen gelassen hat und nun im warmen Sand liegt und döst.

Gute Gedanken können helfen

Wenn du dir jetzt noch gute Gedanken in deinen Kopf holst, Gedanken, die dir sagen, dass du vieles kannst, dann wirst du erleben, dass du dich ganz wohl fühlst und, wenn du nach ein paar Minuten deine Augen wieder aufmachst, wirklich weißt, dass du Erfolg haben wirst.

Unsere Gedanken können uns helfen, etwas wirklich zu schaffen, was wir uns vornehmen. Du hast das sicher schon einmal erlebt. Wahrscheinlich bist du schon einmal über einen Baumstamm balanciert, warst dir ganz sicher, dass du das kannst, hast gar nicht gewackelt und erlebt, dass es klappte. Dann rief plötzlich jemand: »Pass auf, du rutschst gleich ab! Das ist doch gefährlich, das kannst du noch nicht!« Und schon fingst du an zu wackeln und musstest runterspringen oder bist sogar gefallen. Was war da passiert? Solange du an dein Können geglaubt hast, konntest du es auch! Aber als dir jemand Angst machte, da konntest du plötzlich das nicht mehr, was noch kurz zuvor leicht für dich gewesen war, stimmt's?

Was heißt das nun für unser Training hier? Du brauchst mutige Gedanken, brauchst Zuversicht!

Und das schaffst du so: Du kannst z. B. am Abend in deinem Bett eine solche Ruheübung machen und holst dir Mutmachergedanken in deinen Kopf. Am besten gelingt das mit einem Reim.

Mit dem richtigen Spruch »zaubern«

Ein Junge, der in der Schule ständig irgendetwas anderes tun möchte als aufpassen, übt z. B. für eine Minute in der Schule mit dem Spruch: »Finger still, weil ich es will!« Oder einer, der ängstlich ist und sich nichts zutraut, sagt sich: »Hab ich Mut, klappt es gut!«

Und wie könnte dein Reim lauten? Vielleicht: »He, ihr Mäxe, gebt fein Acht, dann habe ich 'ne trockne Nacht!« Oder: »Ich lege mich jetzt fein zur Ruh, und meine Blase, die bleibt zu!«

Fällt dir vielleicht etwas richtig Lustiges ein?

Reime, die man selbst gefunden hat, wirken meist am besten als gute Helfergedanken!

Solche Mutmachergedanken kannst du sicher auch sonst irgendwo gut gebrauchen, und es wird dir nützen, wenn du jetzt weißt, wie du sie bekommen kannst.

Das versichert dir deine Frau Doktor.

Anleitung zum siebzehnten Schritt

Dieser Teil des Programms erscheint manchen Kindern recht langweilig, weil es keine neuen Übungen mehr zu erlernen gilt, sondern nur Bekanntes geübt und die Erfolgsquote verbessert wird. Sie haben keine Lust dazu, schon wieder einen Robbi anzumalen.

Abwechslung vom Robbi

Damit es nicht langsam zu »doof« und »immer das Gleiche« wird, könnte Ihr Kind zur Abwechslung eine Blume anmalen (siehe Vorlage im Anhang auf Seite 155). Sie können sich aber auch irgendetwas anderes einfallen lassen, was Ihrem Kind Freude bereitet.

Manche meiner Patienten wünschen sich ein Puzzle oder eine kleine Legopackung, wovon sie dann für jede trockene Nacht eine Anzahl Teile bekommen, so dass sie in etwa zwei Wochen ihr Puzzle oder ihr Legofahrzeug o. Ä. fertig stellen können.

Wichtig ist vor allem, dass Ihr Kind weiter mit Spaß bei der Sache ist.

Vergessen Sie nicht, Ihrem Kind hin und wieder zu sagen, wie froh Sie sind, dass Sie beide nun schon so kurz vor dem Ziel stehen.

Rückfall durch Stress?

Sollten Sie bei Ihrem Kind nach schon vielen trockenen Nächten nun plötzlich wieder mehrere nasse Nächte erleben, dann lesen Sie bitte nochmals nach, was ich Ihnen zum Thema »Stresstage« gesagt habe (siehe Seite 72 ff.). Überlegen Sie gemeinsam, ob es etwas gibt, was Ihr Kind bedrückt, und versuchen Sie, am Abend herauszufinden, was für ein Tag es war. War es ein Stresstag, dann haben Sie vielleicht doch die Möglichkeit, diesen noch zu verändern, so dass die folgende Nacht trocken bleiben kann.

Siebzehnter Schritt

Wenn du zu den Kindern gehörst, die schon fast am Ziel sind, weil sie richtig lange keine nasse Nacht mehr erlebt haben, aber dann doch irgendwann, bevor sie zwei Wochen nur bunte Schuppen malen konnten, ein oder zwei Schuppen schwarz malen mussten, brauchst du eine kleine Veränderung.

Eine Pause für Robbi

Vielleicht möchtest du den Robbi sich etwas ausruhen lassen und lieber etwas anderes anmalen. Schau in den Anhang. Dort findest du auf Seite 155 ein Blatt mit einer Blüte. Gefällt sie dir? Stell dir einmal vor, wie schön sie aussehen wird, wenn du sie ganz bunt ausgemalt hast. Manche meiner kleinen Patienten wollen sie nur mit einer Farbe anmalen, z. B. mit Gelb, dann ist es eine wunderschöne Sonnenblume. Eine solche gelungene Blume lassen die Kinder manchmal als Helferblume lieber in ihrem Kinderzimmer hängen als einen Helferfisch. Weißt du, warum? Weil viele Kinder Blumen aufhängen und niemand ahnt, dass eine solche Blume eine Erfolgsblume bei einen »Pipi-ins-Bett-machen«-Problem ist.

Meist malen die Kinder dann aber zum Schluss doch noch einen Monats-Robbi schön bunt an und hängen ihn auf. Wenn der fertig ist, haben sie es nämlich ganz richtig geschafft. Nun sind sie so stolz auf sich, dass sie ihren Freunden gern erzählen, was der Robbi bedeutet und wie er ihnen geholfen hat, ein Problem, das sie einmal hatten, nicht mehr zu haben.

So kannst du anderen helfen

Da die meisten Menschen irgendwann irgendwo ein Problem haben, werden meine kleinen Patienten oft recht erfinderisch, um ihren Freunden bei deren Problemen als Helfer zur Seite zu stehen. Sie machen ihnen Mut, indem sie ihnen sagen: »Ich habe es geschafft, und du wirst es auch schaffen!« Und wenn der Freund sie dann sehr skeptisch fragt: »Woher weißt du das?«, was werden sie dann antworten? Richtig: »Weil ich es bei mir selbst erlebt habe, logo!«

Das erste große Ziel: Der Monats-Robbi

Wenn du zu den Kindern gehörst, die nun bereits zwei Wochen hintereinander trocken sein können, bist du am ersten, ganz wichtigen Ziel. Für dich geht es jetzt mit dem Monats-Robbi weiter. Du brauchst uns jetzt nur noch zu zeigen, dass du auch diesen Robbi ganz bunt anmalen kannst. Dann bist du rundherum fertig. Du hast es ganz prima in einer Superzeit geschafft!

Es freut sich mit dir deine Frau Doktor.

Anleitung zum achtzehnten Schritt

Ihnen und Ihrem Kind gebührt ein ganz großes Lob, weil Sie so tapfer durchgehalten haben! Sicher war es nicht immer leicht.

Nun aber wissen Sie, dass es sich gelohnt hat. Dieses Problem wird, auch wenn es in den nächsten Wochen noch kleine Rückschläge geben kann, beseitigt sein. Außerdem hat Ihr Kind die wichtige Erfahrung gemacht, dass es mit Wollen und Sichbemühen eine Menge erreichen kann.

Was tun bei einem Rückschritt?

Sollte Ihr Kind den Monats-Robbi ganz bunt angemalt haben, d. h., es war insgesamt sechs Wochen hintereinander trocken (!), und das Bett ist dann plötzlich einmal nass, dann bewahren Sie bitte Ruhe. Gelassenheit ist angebracht, damit Ihr Kind nicht in Panik gerät.

Vielleicht mag Ihr Kind nochmals einen Robbi oder eine Blume oder eine selbst entworfene Figur (je nach Jahreszeit einen Clown, ein Osternest oder einen Tannenbaum mit bunten Kugeln) anmalen.

> ## Wichtig ist, dass Sie Ihrem Kind Mut machen

Und wo sollen Sie den Mut hernehmen? Aus der Mitteilung, dass von meinen Patienten zwar etwa 50 Prozent einen Rückfall erleben, diese aber in über 90 Prozent der Fälle nach einmaliger kurzer Nachbehandlung (in der Regel ein bis drei Stunden) endgültig trocken bleiben.

Achtzehnter Schritt

Wenn wir an dieser Stelle angekommen sind, kommen meine kleinen Patienten fast nur noch zu mir, um sich ein ganz großes Lob für ihren tollen Erfolg abzuholen und mir zu erzählen, wie sehr sie sich auf den nächsten Ausflug mit Übernachtung in einer Jugendherberge freuen.

Wir sind schon weit gegangen

Du musst wissen, dass in der Zeit, die wir brauchen, um bis zum achtzehnten Schritt dieses Programms zu gelangen, mehr als 18 Wochen vergangen sind. Du hast vielleicht auch irgendwann eine Woche oder ein paar Wiederholungswochen eingeschoben, bevor ihr weitergelesen habt. Und jetzt bist auch du so weit, dass du dir schon den Monats-Robbi angesehen hast. Oder hast du gar schon mit ihm begonnen? Das wäre ja großartig!

Trau dir ruhig etwas zu

Wer so lange trocken durchschlafen kann, der kann sicher schon längst bei Freunden übernachten, wenn er will! Und im nächsten Urlaub braucht Mutti für dich nicht mehr Wäsche mitzunehmen als für deine Geschwister, denn dein Problem wird nicht mehr existieren, auch wenn du jetzt plötzlich erleben solltest, dass dein Bett irgendwann einmal oder mehrmals nass sein sollte. Erinnerst du dich noch, dass ich diese Möglichkeit schon als »gar nicht schrecklich schlimm« angekündigt hatte?

Sollte das also geschehen, dann lest bitte den nächsten Schritt, den ich für solche Fälle als neunzehnten Schritt anfüge.

Du warst großartig

Jetzt soll aber auch für dich die Spielzeit beginnen, denn du hast all die Wochen mutig mitgearbeitet. Du bist prächtig!

Falls dein Monats-Robbi gleich beim ersten Versuch ganz bunt wird und du auch danach nur ganz selten einmal ein nasses Bett hast, brauchst du mich nicht mehr. Dieses ganz, ganz seltene Einnässen wird in den nächsten Monaten verschwinden. Deshalb sage ich dir schon heute tschüs und vergiss nicht:

Wann immer du ein Problem hast, versuch es zu lösen. Meistens wirst du es schaffen, wenn du es nur ganz ernst willst und du an dich glaubst! Einmal hast du uns ja schon bewiesen, wie viel du schaffen kannst!

Ihr habt euch wirklich angestrengt, habt durchgehalten und habt gewonnen! Jetzt hast du die Erfüllung deines großen Abschlusswunsches aber richtig verdient.

Viel Freude dabei wünscht dir deine Frau Doktor.

Neunzehnter Schritt

Du hattest so lange morgens immer ein trockenes Bett, und nun ist es in einer Woche vielleicht schon zum zweiten oder dritten Mal nass!

Alles halb so schlimm

Das, was dir passiert ist, ist keine Katastrophe, sondern etwas ganz Normales, das vielen Kindern passiert. Denk einmal nach: Ich hatte angekündigt, dass so etwas passieren kann und gar nicht furchtbar schlimm ist. Warum habe ich das wohl getan? Weil ich bei meinen kleinen Patienten oft erlebe, dass sie ganz traurig sind, wenn es ihnen passiert. Habe ich ihnen aber rechtzeitig gesagt, dass für mich so ein Rückfall ein harmloses Donnergrollen nach einem großen Gewitter ist und nicht das Aufziehen eines neuen Gewitters bedeutet, dann kommen sie zu mir mit einem verschmitzten Grinsen und sagen: »Ich glaube, bei mir hat es doch noch einmal etwas gedonnert.«

Ich sehe ihren Mut und ihre Zuversicht und kann mit ihnen über diese kleine Panne ein wenig lachen. Dann überlegen wir gemeinsam, was wir wohl noch einmal üben und extra beachten wollen. Meist bleibt das Kind dann bald für immer trocken.

Wie war das damals?

Kannst du dich noch erinnern, wie es war, als du gerade gelernt hattest, Fahrrad zu fahren? Bist du nach dem tollen Tag, an dem du richtig lange ohne Stützräder oder ohne gehalten zu werden gefahren bist, nie mehr umgekippt? Doch, nicht wahr?! Am Anfang bist du vielleicht sogar ziemlich oft gestürzt. Und doch hast du dein Fahrrad nicht in den Keller gestellt und gedacht »Ich schaffe es nie«, oder?

Einfach nicht lockerlassen

Was hast du damals gemacht? Du warst ganz zuversichtlich und hast gedacht: »Ich kann Fahrrad fahren, ich muss nur noch etwas sicherer werden.« Und dann hast du ganz oft dein Fahrrad genommen und hast geübt. Manchmal hattest du vielleicht einen schlimmen Sturz mit ziemlich blutigen Knien zu verkraften.

Und was ist heute? Du setzt dich auf dein Rad und fährst einfach los. Du bist ganz sicher, dass du das kannst. Und wenn du nicht gerade irgendwelche Kunststücke mit dem Fahrrad ausprobierst, wirst du wahrscheinlich gar nicht mehr oder nur sehr, sehr selten umkippen. Und das ist für dich normal! Ebenso normal ist es auch, wenn du jetzt am Anfang noch irgendwann ein oder zwei nasse Nächte erlebst. Dann hast du nicht alles verlernt, sondern du brauchst noch ein bisschen mehr Sicherheit.

Was dir besonders geholfen hat

Am besten legt ihr, Mutti und du, noch einmal eine gemütliche Stunde ein, in der ihr zusammen überlegt, was dir bei unserem Training besonders gut geholfen hat.

War es:
- ■ Abends sich ganz fest vornehmen, die Blase fest zuzuhalten?
- ■ Mit dem autogenen Training und einem tollen Reim richtig zuversichtlich werden und am nächsten Morgen erleben, dass du es geschafft hast?
- ■ Noch einmal ernst mit den Mäxen reden?
- ■ Einen besonderen, kleinen(!) Wunsch erfüllt zu bekommen?
- ■ Oder etwas anderes?

Ihr werdet das sicher besser wissen als ich! Geduld ist auf jeden Fall eine gute Hilfe. Versuch es. Du wirst sehen, es klappt bei dir genauso gut, wie es bei meinen kleinen Patienten bisher immer geklappt hat.

Und wenn ich die Kinder dann später wieder sehe – sie wohnen ja oft in meiner Stadt –, dann reden wir über vieles miteinander, aber nicht mehr über das »Pipi-ins-Bett-machen«-Problem, denn das ist dann schon so lange her, dass es beinahe nicht mehr wahr ist.

Das sagt dir deine Frau Doktor.

Schlussbetrachtung

Die Wochen, in denen Sie dieses Training mit Ihrem Kind bewältigt haben, waren sicher eine teils bereichernde, teils aber auch viel Kraft und Geduld fordernde Zeit. Sie haben beide bewiesen, dass Sie mit einem festen Ziel vor Augen einen »nicht immer leichten Weg«, wie ich ihn zu Beginn dieser Anleitung nannte, zu gehen bereit waren, und Sie haben Ihren Lohn dafür erhalten.

Die ganze Familie profitiert

Von den Familien meiner kleinen Patienten höre ich, dass sie als Belohnung für dieses lange Bemühen nicht nur das Trockenwerden des Kindes, sondern auch das positiv veränderte Familienklima empfinden. Der Einzelne in der Familie wird besser wahrgenommen, man erzählt sich mehr und hört gern zu.

Die Familie meines kleinen Patienten Richard erfreute mich bei einem Telefongespräch nach Abschluss des Trainings, das weitgehend ohne meine direkte Hilfe durchgeführt worden war, mit der Mitteilung: »Wir haben uns so sehr an die wöchentlichen Spielzeiten gewöhnt, dass wir sie nicht mehr missen mögen. Deshalb haben wir den Mittwochnachmittag nun zum Familientag gemacht, an dem wir Eltern mit unseren beiden Kindern eine Spiel- und Spaßzeit genießen und für andere Leute möglichst nicht erreichbar sein wollen.«

Was für eine prächtige Familie!

Weiter- führung mit Weckgerät

Ihr Kind gehört zu der Hälfte meiner kleinen Patienten, die die Hilfe eines Weckgeräts in Anspruch nehmnen, um ihr Einnässproblem loszuwerden. Dieser Weg ist nicht besser oder schlechter als der ohne Klingelgerät, und er führt ebenso ans Ziel.

Sie haben das vorhergehende Kapitel übersprungen und wollen mit Hilfe der folgenden Anleitungen und einem Weckgerät weitere Schritte in Richtung eines ganzen und dauerhaften Erfolgs gehen. Selbst wenn Sie und Ihr Kind schon Erfahrungen mit einem Weckgerät gemacht haben und diese nicht sehr positiv waren, möchte ich Sie bitten, es noch einmal zu versuchen. Vertrauen Sie diesem Übungsprogramm. Der Erfolg wird sich einstellen!

Für die Familien, die Weckgeräte bisher noch nicht kennen, möchte ich ein paar Informationen anschließen.

Weck-Geräte

Allgemeine Information zu Weckgeräten

Weckgeräte sind medizinische Geräte, die die Entleerung von Urin durch einen Signalton anzeigen. Man unterscheidet zwischen körpergebundenen und bettgebundenen Geräten. Bei den körpergebundenen Geräten befindet sich der Feuchtigkeitsfühler in der Unterwäsche des Kindes vor der Harnröhrenöffnung, der Signalgeber am Oberkörper in Ohrnähe bzw. bei Funkgeräten in einem kleinen Kästchen, das möglichst im Zimmer des Kindes stehen sollte. Bei den bettgebundenen Geräten wird der Feuchtigkeitsfühler als Betteinlage unter das Betttuch gelegt, der Signalgeber steht neben dem Bett.

Das zugrunde liegende Prinzip der im Handel erhältlichen Weckgeräte ist stets das gleiche: Fließt Urin auf die Betteinlage oder wird der in der Unterhose befestigte Fühler von Urin benetzt, so wird zwischen den in diesen Materialien enthaltenen Drähten ein Kontakt hergestellt und über ein Kabel oder über Funk ein Wecksignal ausgelöst. Der Weckton dauert so lange, bis das Gerät abgestellt wird.

Man kann darüber streiten, ob das eine oder andere Gerät angenehmer, praktischer oder erfolgreicher sein wird. Studien haben gezeigt, dass jedes dieser Geräte eine sinnvolle Hilfe zum Erreichen des Behandlungszieles ist. Es lassen sich für jeden Apparattyp Vor- und Nachteile aufzeigen (siehe Seite 113).

Von den bereits erwähnten beiden Typen »körpergebundene« und »bettgebundene« Geräte ziehe ich die körpergebundenen Geräte aus folgenden Gründen vor:

1. Der Feuchtigkeitsfühler wird direkt vor der Harnröhrenöffnung angebracht. Damit kann das Wecksignal sofort nach dem Beginn der Blasenentleerung ausgelöst werden. Das Kind kann, da es nach kurzer Trainingszeit seine Blasenentleerung nach dem Ertönen des Signals unterbrochen wird, beim Wachwerden seine noch ziemlich volle Blase wahrnehmen. Beim bettgebundenen Weckgerät kann besonders bei Jungen eine größere Urinmenge ausgetreten und von der Nachtwäsche und dem Oberbett aufgenommen sein, bevor die Feuchtigkeit bis zur Betteinlage vordringt und das Signal ertönt.

2. Das Wecksignal kommt beim bettgebundenen Gerät, allerdings auch beim funkgesteuerten körpergebundenen Gerät, aus einem ohrfernen Signalgeber, der am Bett steht. Ein ohrnah ertönendes Signal wird vom schlafenden Kind eher als »störend« wahrgenommen als ein Signal, das aus einem auf dem Fußboden oder auf dem Nachttisch stehenden Kästchen kommt. Die veränderbare Lautstärke des Signals bei den Funkgeräten kann aber diesen Nachteil aufheben.

3. Manche Patienten schwitzen stark am Rücken. So kann es beim bettgebundenen Gerät häufiger zu Fehlalarm kommen.

4. Einige Kinder schlafen sehr unruhig, so dass es vorkommen kann, dass das Kind beim nächtlichen Einnässen gar nicht mehr auf der Betteinlage liegt.

Von den körpergebundenen Weckgeräten möchte ich folgende, die ich kenne, nennen:

1. STERO-Enurex (unter der Bezeichnung »Klingelhose®« bekannt)
   Hersteller und Vertrieb: STERO Medizinische Geräte, Stegat & Roth GmbH, Heroldstr.14 , 48163 Münster
2. Piesel Piepser
   Hersteller und Vertrieb: Osthoff-Vertretungen, Postfach 4151, 40688 Erkrath
3. YNA Enuresis
   Hersteller: Wiltronic AG, CH-9435 Heerbrugg
   Vertrieb: Kreienbaum Wissenschaftliche Meßgeräte e.K. Leichlingerstr.14, 40764 Langenfeld #02173 -39927°
4. ENUTRAIN Wecktrainer www.neoscience.de info@ .de
   Hersteller und Vertrieb: PROCON
   Saseler Bogen 6, 22393 Hamburg
5. Enuresis Alarm Petit Budget/Petit Advance (Leisner Geräte)
   Hersteller: ASTRID LEISNER & SON ApS, Horsensvej 36, Gl. Rye, DK 8680 Ry
   Vertrieb: Strehlow Electronic GmbH & Co. KG Wöhlerstr. 8, 22113 Hamburg

Besprechen Sie mit dem Arzt Ihres Kindes, welches der hier genannten oder sonstigen Geräte er verordnen möchte.

zu 1. STERO-Enurex

Die Anfang der 1960er-Jahre in Deutschland auf den Markt gekommene »Klingelhose®« hat sich in der Behandlung des Bettnässens sehr bewährt. Das Gerät zeigt eine konsequent durchdachte Anordnung und sinnvolle Gestaltung von Fühler und Alarmgeber.

Vorteil: Das Fühler-Läppchen ist groß, bleibt durch Klettstreifen fixiert in der Unterwäsche dort, wo es hingehört, und registriert schon die ersten austretenden Urintropfen. Der Alarmgeber ist an einem Schultergurt sicher fixiert und wird unverrückbar auf der Schulter in Ohrnähe getragen. Das Abstellen des Alarms ist auch für jüngere Kinder leicht möglich.

Nachteil: Das Tragen eines Gurtes über der Schulter wird von manchen Kindern abgelehnt, da sie diesen als unangenehm empfinden. Das jeweilig nass gewordene Fühler-Läppchen muss sorgfältig ausgewaschen und getrocknet werden, bevor es wieder eingesetzt wird. Das moderne Styling der Konkurrenzgeräte spricht mehr an.

zu 2. Piesel Piepser

Der Piesel Piepser ist wie die folgenden Geräte handlich und wirkt modern.

Vorteil: Der Alarmgeber ist als kleine Maus gestaltet, die an einer Falte des Schlafanzugs festgeklemmt wird. Kinder begeistert er als »lustiger Anstecker«. Der Weckton kann nach dem Ertönen für eine Zeit von 30 Sekunden (Weg zur Toilette) abgestellt werden. Wird das Gerät danach nicht endgültig ausgestellt, ertönt das Wecksignal erneut. Der kleine Fühler ist nach gründlichem Abtrocknen wieder einsatzbereit.

Nachteil: Der Fühler ist klein, so dass er bei wechselnder Lage des Gliedes bei Jungen nicht immer direkt vor der Harnröhrenöffnung sitzt.

Die Mutter muss darauf achten, dass das Kind die Maus nicht als Spielzeug betrachtet und irgendwo befestigt, wo es sie bequem sehen kann, denn nachts wird die Maus, also der Alarmgeber, dann leicht unter der Bettdecke liegen, und das Klingeln wird nur gedämpft zu hören sein.

zu 3. YNA Enuresis

Dieses Gerät wird über Funk gesteuert.

Vorteil: Das Kind trägt nur einen Sensor in einer Slipeinlage bzw. plaziert zwischen zwei übereinander getragenen, gut sitzenden Unterhosen. Der Alarmgeber, dessen Lautstärke verstellt werden kann, steht im Zimmer des Kindes oder zu Beginn des Trainings im Schlafzimmer der Mutter, die das sehr fest schlafende Kind bei Ertönen des Alarmtons weckt. Dies kann günstig sein, kann aber auch das Kind dazu verleiten, unnötig lange die Verantwortung für das Aufwachen bei der Mutter zu belassen.

Nachteil: Ein deutlich höherer Anschaffungspreis

zu 4. ENUTRAIN Wecktrainer

Dieses Gerät ist ebenfalls funkgesteuert.

Vorteil: Es wird ein recht kleiner Sensor, der das Kind im Schlaf nicht stören kann, in einer von der Firma zu beziehenden Slipeinlage am Körper getragen. Die Lautstärke des Wecktons ist verstellbar. Der Fühler soll bei langsamem Feuchtwerden durch Schwitzen nicht reagieren. Die Klingel kann in den ersten Tagen des Trainings am Bett der Mutter stehen, doch wird das Kind sich dann bezüglich des Wachwerdens auf die Mutter verlassen.

Nachteil: Da das Gerät ein Funkgerät ist, ist der Preis relativ hoch. Der kleine Sensor kann bei Unachtsamkeit mit der Wäsche in die Waschmaschine gelangen und würde in einem solchen Fall zerstört.

zu 5. Enuresis Alarm Petit Budget und Petit Advance

Die Geräte der dänischen Firma Leisner, die eine langjährige Erfahrung mit Weckgeräten hat, sind fast baugleich mit dem Piesel Piepser.

Vorteile und Nachteile entsprechen diesem weitgehend. Der Alarm kann vom Kind beim Gerät Petit Budget nach Abtrocknen des Fühlers durch Knopfdruck endgültig abgestellt werden. Beim Gerät Petit Advance wird durch Knopfdruck der Alarm nur vorübergehend abgestellt. Ein endgültiges Abstellen ist bei diesem Gerät erst durch Kontakt des Fühlers mit Metall möglich. Der Fühler ist nach gründlichem Abwischen wieder einsatzbereit. Der Fühler ist austauschbar, falls er defekt ist. Ein Mikrochip im Gerät Petit Advance sorgt dafür, dass bei langsamem Feuchtwerden der Unterwäsche, wie es beim Schwitzen vorkommt, kein Alarm ausgelöst wird.

Nachteil: Der sinnvolle Sitz der Alarmeinheit muss von der Mutter überprüft werden, denn das Kind kann den Sitz der Alarmeinheit leicht beliebig verändern. Die Befestigung des kleinen Fühlers erfordert Vorsicht und Geschick. Der Schließring kann bei unvorsichtiger Benutzung zerstört werden. Beim Gerät Petit Advance erfordert das endgültige Abstellen des Alarmtons etwas Übung.

Die zweite Stufe

Sie sollen wissen, dass etwa 50 Prozent der Kinder, mit denen ich an diesem Problem arbeite, den Weckapparat als Hilfe zum Erfolg brauchen.

Da auch zu diesem Zeitpunkt Eltern gelegentlich fragen, ob es nicht doch eine zusätzliche Hilfe für das Kind sei, wenn sie es spät abends vor ihrem Zubettgehen wecken und zur Toilette schicken, möchte ich Ihnen sagen: Nein, bitte wecken Sie Ihr Kind nicht! Geben Sie Ihrem Kind die Chance, seine wirklich volle Blase wahrnehmen zu lernen. Dabei wird der neue Helfer, das Klingelgerät, behilflich sein, denn dieser Helfer weckt das Kind zur »richtigen« Zeit.

Anleitung zum elften Schritt

Ich betonte schon früher, dass jedes Weckgerät ein guter Helfer auf dem Weg zum Erfolg sein wird, vorausgesetzt Sie lesen gewissenhaft die Anleitung, die der Hersteller zum Gebrauch des Gerätes liefert, und folgen ihr konsequent.

Es würde nur zu Verwirrungen führen, wenn ich in den einzelnen Kapiteln jeweils immer auf die kleinen Unterschiede in der Handhabung der Geräte hinwiese. Deshalb werde ich nur im elften Schritt die Unterschiede bei den einzelnen Gerätetypen erwähnen.

Ich werde in dieser zweiten Stufe des Trainingsweges, die eine »Weiterführung mit Weckgerät« beschreibt, teilweise auf die langjährige Erfahrung der Firma Stegat & Roth zurückgreifen. In den 1960er-Jahren kam das STERO-Enurex Gerät, allgemein bekannt und seit Jahrzehnten als »Die Klingelhose« bewährt, auf den Markt.

Wenn Sie mit einem STERO-Enurex Gerät arbeiten, finden Sie in der ausführlichen Bedienungs- und Behandlungsanleitung die benötigten Protokollblätter. Wenn Sie ein anderes Weckgerät benutzen, werden Sie je nach Gerät ein kleines Protokoll-Blatt oder Protokoll-Büchlein und kleine abzieh- oder ausschneidbare Aufkleber in der Gerätepackung finden.

Und warum gefallen mir diese Protokolle nicht so sehr? Warum werde ich Ihnen das Protokollblatt »Einnässen« nach Prof. Stegat an die Hand geben (siehe Anhang Seite 157), das Sie bitte, gleich welches Gerät ihr Kind zum Training benutzt, einsetzen sollen? Weil der Erfolg Ihres Kindes in der Regel nicht von heute auf morgen, sondern in kleinen Schritten kommen wird. Je ausführlicher aber beobachtet und protokolliert wird, um so schneller fallen kleine Veränderungen auf. Lange bevor Ihr Kind eine ganze Nacht trocken durchschläft oder bei voller Blase aufwacht und zur Toilette geht, können Sie ihm anhand »unseres« Protokolls zeigen, dass es Schritt um Schritt näher an sein Ziel kommt. Und das ist doch wirklich schon ein Grund zur Freude und zum Loben!

Fehlalarm möglich
Bei den Geräten kann durch starkes Schwitzen ein Fehlalarm ausgelöst werden. Meine Erfahrung geht dahin, dass dies bei den Klingelmatten häufiger geschieht (Schweiß des Rückens) als bei den körpergetragenen Geräten.

Ältere Kinder und junge Erwachsene bevorzugen allerdings gelegentlich lieber die Matte als die Hose beim Training.

Das Weckgerät kennen lernen

In der ersten Lektion mit Weckapparat soll sich Ihr Kind mit seinem Gerät vertraut machen. Überlegen sie gemeinsam, wo Abschaltkappe und Ersatzfühler bzw. die Hilfe zum Abschalten und ein Tuch zum Reinigen und Abtrocknen des Fühlers immer liegen sollen. Lassen Sie Ihr Kind das Abstellen der Klingel und das Auswechseln bzw. Reinigen und Trocknen des Fühlers allein durchführen. Üben Sie es mit ihm, bevor das Kind nachts das Gerät trägt.

Sie sollten sich für das regelmäßige Protokollführen (siehe Protokollblatt »Einnässen«) verantwortlich fühlen, Ihr Kind soll auch weiterhin einen Robbi anmalen.

Wenn Sie schlechte Erfahrungen gemacht haben

Ich erlebe bei meinen Patienten immer wieder, dass auch die Familien, die nach einem misslungenen Versuch mit einem Weckgerät dem erneuten Einsatz dieses Gerätes mehr als skeptisch gegenüberstehen, nach recht kurzer Zeit voller Zuversicht mitarbeiten. Sicher denken Sie jetzt: »Und wie kommt das?« Meine Erklärung lautet: Mit einer Mut machenden Anleitung werden die kleinen Erfolgsschritte des Kindes, die beim ersten Versuch übersehen wurden, wahrgenommen. Und viele kleine Erfolgsschritte führen zum großen Erfolg!

Elfter Schritt

Bist du neugierig, was Mutti mit Hilfe deines Arztes besorgt hat? Es ist ein Weckapparat, den die meisten Leute »Klingelhose« nennen, obwohl es gar keine Hose ist. Du brauchst nämlich noch einige Unterhosen, damit aus dem Gerät eine richtige Klingelhose werden kann. Vielleicht hast du Unterhosen, die dir schon fast zu klein sind. Für eine Klingelhose sind sie richtig, denn sie sollen an deinem Körper eng anliegen.

Dein Klingelgerät

Wenn dein Gerät schon da ist, habt ihr in dem Päckchen eine Anleitung gefunden. In der Anleitung steht genau beschrieben, wie du dein Weckgerät anziehen sollst. Schau es dir einmal an.

Das Gerät besteht aus einem kleinen Signalgeber, der über eine Batterie oder einen Transformator betrieben wird. Die eingeschaltete Klingel läutet, wenn ein ganz geringer Strom vom Fühler über dünne Drähte ohne Unterbrechung zu der Klingel fließt oder ein Funksignal vom Fühler kommend empfangen wird.

Schau dir einmal die Gurte und die Kontaktläppchen zum Beispiel beim STERO-Enurex Gerät an. Am besten hältst du sie gegen das Licht. Du erkennst im Gurt die feinen Drähtchen. In dem Läppchen, das du mit einem Klettband in deine Unterhose kleben kannst, liegen die Drähte zwar dicht beieinander, aber sie berühren sich nicht. Deshalb fließt kein Strom, und die Klingel läutet nicht, auch wenn sie angestellt ist. Wenn du aber etwas Wasser auf das Läppchen zwischen die Drähte gibst, schließt sich der Stromkreis, und es klingelt.

Mit der Klingelhose ist es ähnlich wie mit einem Fahrrad. Man muss sich erst daran gewöhnen, erst ein bisschen üben, aber sie ist ein ganz nützlicher und toller Helfer.

Bei den neueren Geräten liegen die Drähte versteckt im Kabel, das den Fühler mit dem Signalgeber verbindet. Einige neue Geräte sind Funkgeräte. Diese benötigen kein Kabel, wie du vielleicht schon weißt. Bei allen startbereiten Geräten wird ein Signal ausgelöst, sobald der Fühler feucht wird.

Und warum sind diese Geräte nun nicht gefährlich? Weil sie nicht mit dem Strom, der aus einer Steckdose kommt, sondern über eine kleine Batterie betrieben werden und dieser Batteriestrom ebenso ungefährlich für dich ist wie der aus deiner Batteriearmbanduhr oder aus deinen Spielzeugen, die auch mit Batterien betrieben oder teils über einen Transformator geschaltet sind.

Die Klingel abstellen
Mit einer Schaltkappe, die du über das Kästchen stülpst (bei deinem Gerät vielleicht auch mit einem Knopfdruck oder aber mit einem spitzen Gegenstand, mit dem du in ein kleines Loch pickst oder mit Berühren von Metall) kannst du die Klingel abstellen.

Nachts aber soll das Gerät eingeschaltet sein. Also muss z. B. die Kappe entfernt werden. Am besten legst du sie oder den Abstellstift im Badezimmer immer an die gleiche Stelle. Dann findest du sie schnell, wenn du dein Gerät auf der Toilette abstellen willst.

So wird das Klingelgerät startbereit gemacht
Ihr habt mit deinem Gerät auch eine genaue Beschreibung geliefert bekommen, die euch sagt, wie du dein Weckgerät richtig anziehen sollst. Es ist wichtig, dass du diesen Angaben folgst!

Wenn du mit der STERO-Enurex Klingelhose® trainierst, machst du es folgendermaßen:

In deinen Unterhosen kannst du abends und nachts ganz einfach ein trockenes Fühler-Läppchen entweder nur einlegen oder mit den Klettstreifen befestigen. (Bei den modernen Geräten befestigst du den kleinen Fühler mit einem Druckknopf oder einem Verschlussring oder schiebst den kleinen Sender in eine Vorlage.) Aber achte bitte darauf, dass das Läppchen (oder der kleine Fühler) genau dort ist, wo das Pipi aus deinem Körper kommt, also vor dem Harnröhrenausgang. Das Kästchen mit der Klingel kommt auf deine linke Schulter, und die Gurte machst du an deiner Hose mit Klipps fest. (Bei deinem Gerät machst du vielleicht die Klingel an deinem Schlafanzug fest oder du stellst sie irgendwo in deinem Zimmer auf.) So, nun legst du dir noch ein trockenes Kontaktläppchen und eine Unterhose ins Badezimmer neben die Abstellkappe (oder du legst ein Tuch zum Reinigen deines Fühlers und eine frische Unterhose und eine Slipeinlage im Badezimmer zurecht), und dann gehst du ins Bett, nimmst dir fest vor, das Klingeln hören zu wollen, und wartest einmal ab, was bei dir passieren wird.

Was alles geschehen kann
Der Sensor deiner Klingelhose ist ein toller Feuchtigkeitsfühler, der richtig Alarm schlagen wird, wenn Pipi aus deiner Blase über die Harnröhre aus deinem Körper herausläuft. Und was wird dann passieren? Folgende Möglichkeiten gibt es.

Erste Möglichkeit
Du schläfst ganz, ganz fest, und deine Mäxe schlafen ebenfalls fest. Deine Blase füllt sich, und keiner merkt es. Also läuft das Pipi aus der Blase und kommt auf den Sensor. Sofort fängt die Klingel an zu läuten. Wenn deine Mäxe noch richtige Schlafsäcke sind und du auch sehr fest schläfst, kann es sein, dass du die Klingel nicht hörst und weiterschläfst. Mutti wird sie dann hören. Sie kommt und weckt dich. Dann gehst du zur Toilette und stellst die Klingel ab. Danach versuchst du, ob du noch etwas Pipi machen kannst. Prima, wenn es geht, wenn nicht, dann ist deine Blase wohl schon ganz leer, weil viel ins Bett gelaufen ist. Das macht nichts, wir fangen doch erst an zu üben!

Du ziehst jetzt eine trockene Hose mit trockenem Läppchen an oder reinigst und trocknest den Fühler deines Gerätes, stellst dein Gerät wieder an (Kappe abnehmen) und gehst in dein frisch gemachtes Bett. Nimm dir ganz fest vor, dass du die Klingel hören willst, falls sie wieder läutet.

Irgendwann in den nächsten Tagen wirst du merken, dass deine Mäxe immer schneller aufwachen, wenn es klingelt, und sie dich dann schnell wecken, so dass du bald nur noch wenig Pipi ins Bett machen wirst.

Zweite Möglichkeit

Du schläfst zwar noch ganz fest und hörst die Klingel nicht, aber deine Mäxe haben nur ein bisschen gedöst und sind ganz heftig zusammengefahren, als die Klingel losging. Dann hast du diese Kerle in den vergangenen Wochen schon ganz gut erzogen. Sie haben dich »mittelschnell« geweckt, und du hast nur ein wenig Pipi ins Bett gemacht. Geh schnell zur Toilette, stell die Klingel ab und mach deine Blase ganz leer.

Wechsle dann das Fühler-Läppchen oder, falls nötig, die ganze Unterhose aus oder reinige und trockene den Fühler ab, stell die Klingel wieder an und geh ins Bett. Du darfst stolz auf dich sein, denn es ist toll, dass du einen Teil des Urins festgehalten hast!

Dritte Möglichkeit

Ganz selten erleben wir, dass ein Kind schon in der ersten Woche, in der es mit der Klingelhose als »Helfer« schläft, einmal oder mehrmals beim Klingeln des Gerätes sofort wach wird und gleich aufhört, Pipi zu machen. Das ist wirklich großartig, dann haben Max I und Max II schon ziemlich gut aufgepasst und dir geholfen, wach zu werden, so dass nur das Fühler-Läppchen oder der Fühler ein bisschen und ganz wenig von der Hose, aber nicht das Bett nass geworden ist.

Bunte Schuppen sind ein Grund zur Freude für alle, und sicher freut sich auch Vati mit dir und nimmt sich extra Zeit für dich.

> ## Aufschreiben, was geschehen ist
>
> Ihr findet im Anhang auf Seite 157 ein richtig ausführliches Protokollblatt »Einnässen«. Kopiert es bitte einige Male, denn ab heute sollt ihr dort täglich eintragen, wie es bei dir gelaufen ist: Ob und wann das Gerät geklingelt hat, was nass war, ob du geweckt werden musstest oder allein wach geworden bist, ob es eine trockene Supernacht war und ob du nach dem Wecken durch dein Gerät noch ein wenig Pipi machen konntest. Für diese Eintragungen ist Mutti verantwortlich. Du malst weiter deinen Robbi an, ja?

Da ich finde, dass es schon etwas Besonderes ist, wenn du die Klingel schnell gehört hast und allein aufgewacht bist, denke ich, du solltest die Robbi-Schuppe an einem solchen Morgen nicht einfach schwarz anmalen. Ganz bunt kannst du sie natürlich noch nicht malen, denn ein wenig Pipi ist aus deiner Blase ausgetreten. Sonst hätte das Gerät ja nicht geklingelt. Ich schlage meinen Patienten immer vor, in die Mitte der Schuppen einer bunten Punkt zu malen und den Rest schwarz anzumalen. Dann sehe ich sofort, ob das Kind gelegentlich von allein beim Klingeln wach geworden ist.

Vierte Möglichkeit

Ganz selten wacht ein kleiner Patient in einer Nacht allein auf, ohne dass das Gerät geklingelt hat. Mag sein, dass er/sie gespürt hat, dass die Blase voll ist, und deshalb wach geworden ist. Vielleicht ist das Kind aber auch aus einem anderen Grund aufgewacht. Wenn es sich nun erinnert, dass es immer gut ist, die Blase ganz leer zu machen, bevor man wieder einschläft, wird es vielleicht aufstehen und zur Toilette gehen, auch wenn es noch gar nicht dringend Pipi machen muss. Dann könnte es sein, dass das Kind am Morgen die große Freude erlebt, eine ganze Nacht trocken gewesen zu sein.

Aber glaub mir, das erleben wir auch nur sehr selten. Es macht auch nichts, wenn du nicht so schnell eine trockene Nacht erlebst, denn du weißt ja, ich habe ganz viel Geduld. Ich weiß, auch für dich wird eine solche große Freude ganz bestimmt kommen.

So, nun soll deine Spielzeit beginnen. Ganz neugierig wartet auf die nächste Stunde mit dir deine Frau Doktor.

Anleitung zum zwölften Schritt

Nun, wie ist es Ihnen ergangen? Viele Eltern befürchten, dass durch das Läuten der Klingel die ganze Familie wach wird. Meist ist dies aber nicht der Fall. Selbst wenn mehrere Geschwister in einem Zimmer schlafen, kommt es häufig vor, dass nur die Mutter und das betreffende Kind wach werden. Die Geschwister werden gar nicht oder nach einigen Tagen nicht mehr durch die Klingel geweckt. Sollte das Gerät in Ihrer Familie die übrigen Mitglieder stören, so sollten Sie für eine kurze Zeit die Schlafplätze tauschen. Es empfiehlt sich, dass das Kind in seinem Bett bleibt, jedenfalls nicht ins Elternschlafzimmer umzieht, denn Sie könnten später ein trocken durchschlafendes Kind haben, das nicht mehr im eigenen Bett schlafen will!

Spätestens nach einer kurzen Eingewöhnungszeit fühlen sich erfahrungsgemäß die unbeteiligten Familienmitglieder durch den Klingelton nicht mehr sehr gestört.

Falls Sie ein Funkgerät haben, können Sie den Signalgeber zu sich ins Schlafzimmer stellen. Mir gefällt dieser Gedanke allerdings nicht so recht, denn nun haben Sie wieder dem Kind die Verantwortung für das Wachwerden abgenommen. Für eine kurze Zeit mag es aber angehen.

Das Protokoll schafft Übersicht

Das Weckgerät zeigt Ihnen genau an, wie häufig Ihr Kind in einer Nacht einnässt. Mit dem täglichen Protokoll können Sie schon sehr bald feststellen, ob die Häufigkeit des Einnässens pro Nacht abnimmt oder ob sich die Urinmenge, die Ihr Kind ins Bett macht, verändert oder ob vielleicht Ihr Kind schon hin und wieder vom Klingeln geweckt wird.

Schauen Sie bitte genau hin, und notieren Sie, was bei jedem Anspringen der Klingel nass ist:

F = Fühler-Läppchen des STERO-Enurex Gerätes/Fühler eines anderen Gerätes und nur ein kleiner nasser Fleck in der Unterhose

H = Hose

B = Bett

Ich möchte Ihnen auf der gegenüberliegenden Seite ein Beispiel zur Protokollführung geben, das ich aus der Anleitung eines STERO-Enurex Gerätes übernommen habe. Dieses Protokoll bedeutet:

Am Montag, den 8.3.

hat das Weckgerät zweimal in der Nacht geklingelt. Um 21.40 Uhr hat das Kind die Klingel nicht gehört und musste geweckt werden. Es hat aber seine Blase nicht völlig entleert, bevor es geweckt wurde, denn es waren nur der Fühler und ein großer Teil der Unterhose, nicht aber das Bett nass. Das Kind konnte auf der Toilette noch ein wenig Pipi machen. Als das Gerät um 23.30 Uhr wieder geklingelt hat, ist das Kind allein aufgewacht. Es hat, noch bevor es richtig wach war, sehr schnell die Urinentleerung unterbrochen, denn es war nur der große Fühler nass. Das Bett ist wieder trocken geblieben, und das Kind konnte wieder auf der Toilette Pipi machen.

Am Samstag, den 12.4.

hat das Weckgerät gar nicht geklingelt. Das Kind ist aber um 22.10 Uhr allein aufgewacht und zur Toilette gegangen. Deshalb wird die Uhrzeit des Wachgewordenseins in die Spalte »ist allein aufgewacht« eingetragen.

Am Mittwoch den 2.5.

hat das Kind die ganze Nacht trocken durchgeschlafen. Da Bett, Hose und Fühler trocken geblieben sind, konnte und brauchte das Gerät gar nicht zu klingeln.

	Der Enurex hat geweckt um	nass war ?	musste geweckt werden	Der Patient ist allein aufgewacht	hat trocken durchgeschlafen
Montag ___8.3.___	21.40 23.30	FH F	X	 X	
Samstag ___12.4.___				22.10	
Mittwoch ___2.5.___					X

Was das Weckgerät bewirken kann

Das erste Ziel sollte es sein, dass Ihr Kind durch den Klingelton wach wird bzw. das Wasserlassen unterbricht. Letzteres kann auch eintreten, wenn das Kind durch die Klingel noch nicht geweckt wird.

Die Erfahrung zeigt, dass häufiges Wasserlassen in einer Nacht bei Anwendung des Klingelgeräts schnell aufhört. Die Strapazen der ersten Nächte werden Sie also nicht lange auf sich nehmen müssen!

Wenn nachts die Klingel ertönt

Bitte achten Sie stets darauf, dass Ihr Kind richtig wach wird und nach dem Abstellen der Klingel

■ auf die Toilette geht und seine Blase, falls noch möglich, vollständig entleert
■ die Klingel wieder anstellt

Ich werde im folgenden Text davon ausgehen, dass das Kind vielleicht in den ersten Wochen unseres Trainings beim Streifen-Robbi hin und wieder einen Abschnitt bunt anmalen konnte, aber bisher noch nie oder fast nie eine ganze Nacht trocken geblieben ist. War Ihr Kind schon erfolgreicher, so wird es sich besonders gut fühlen.

Suchen Sie nach kleinen Erfolgen, zeigen Sie sie Ihrem Kind, und freuen Sie sich gemeinsam darüber!

Zwölfter Schritt

Ahnst du schon, dass dein Weckgerät nicht ein ganz doofes Ding, sondern ein richtig toller »Helfer« auf unserem Weg zu deinem Erfolg ist? Weißt du, dass bei meinen kleinen Patienten die Muttis manchmal in das Protokollblatt in die Spalte »ist allein aufgewacht« nicht ein Kreuz, sondern ein lachendes Gesicht malen? Dann darf ich raten, wie viel Smileys mein kleiner Patient schon hat. Smileys machen uns allen Freude, denn Smileys sind Erfolge!

Du und deine Mäxe

Du weißt doch noch: Bevor du aufwachst, müssen deine Mäxe wach sein. Dein Weckgerät wird dir helfen, diese beiden Burschen zu erziehen. Auf der nächsten Seite siehst du noch einmal, wie es nachts nicht sein soll!

Wenn du schon einmal beim Klingeln alleine aufgewacht bist, können in dieser Nacht nicht beide Mäxe geschlafen haben. Entweder hat einer ein bisschen gedöst und der andere hat ihn geweckt, oder beide haben gut aufgepasst. Auf jeden Fall haben sie versucht, dich zu wecken, als die Klingel losging, und du bist wirklich schon einmal aufgewacht.

Das Weckgerät macht die Mäxe munter

Ihr könnt nun sogar feststellen, wie es bei dir war: Wenn du allein wach geworden bist, und es waren nur die Hose und das Fühler-Läppchen oder gar nur der Fühler nass, dann waren Max I und Max II fast wach und haben dich ganz schnell geweckt. Du hast dann sofort deine Blase fest zugehalten, und das finde ich ganz prima! Sicher konntest du dann auf der Toilette noch viel Pipi machen. Vielleicht hast du danach sogar trocken bis zum Morgen geschlafen. Das wäre eine wirklich großartige Leistung! War es nicht so, dann ist das auch nicht schlimm, denn du hast den »Helfer« Klingelhose doch gerade erst bekommen, und es braucht ein bisschen Zeit, mit ihm umgehen zu können. Mit diesem »Helfer« wollen wir weiter üben.

Du weißt doch noch: Üben heißt, es immer wieder zu versuchen und zu wissen, dass es einmal klappen wird!

Das sagt dir noch einmal deine Frau Doktor.

Nicht so ...

Nicht so ...

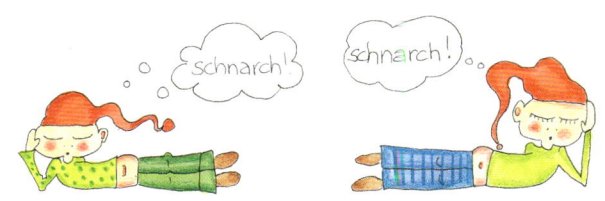

Und schon gar nicht so!

Sondern nachts so!

Anleitung zum dreizehnten Schritt

Bitte schauen Sie sich die Protokolle einmal genau an, die Sie in den beiden Wochen, in denen Ihr Kind das Klingelgerät getragen hat, geführt haben.

Wie häufig pro Nacht ist die Klingel angegangen? Hat die Anzahl der Urinentleerungen in den letzten Nächten abgenommen? War immer auch das Bett nass, oder gab es Nächte, in denen nur der Fühler und die Hose nass wurden? Das wäre ein Tag, ohne die Bettwäsche wechseln zu müssen!

Die Erfolge erkennen

Wenn Sie diese Punkte durchgehen und dabei kleine Erfolge feststellen, so sollten Sie diese Erfolge in der Stunde mit Ihren Kind lobend hervorheben. Lassen sich solche Erfolge aber nicht finden, dann braucht Ihr Kind auf seinem Weg eine kleine Veränderung im Programm.

Was das Protokoll sagt

Wir wollen noch einmal zu Ihrem Protokoll zurückkehren:

Nässt Ihr Kind nur einmal pro Nacht ein, wird aber nie allein wach?

Nässt Ihr Kind zwar mehrmals pro Nacht ein, doch liegen alle Blasenentleerungen entweder immer vor oder immer nach Mitternacht?

Oder nässt Ihr Kind in jeder Nacht mehrmals ein, und die Zeiten des Einnässens sind ganz unterschiedlich von Nacht zu Nacht?

Ein spezieller Streifen-Robbi

Weil Ihr Kind Erfolgserlebnisse braucht, werden wir für kurze Zeit zum Streifen-Robbi zurückkehren, um die kleinen Erfolgsschritte, die Ihr Kind jetzt macht, sichtbar zu machen (siehe Anhang Seite 153). Die Nachtstreifen dieses Robbis sind in sechs kleine Stücke unterteilt. Jedes Teilstück kann nun für zwei Stunden der Zeit von 19 Uhr bis 7 Uhr gelten.

Bunte Felder schaffen Motivation

Da Sie im Klingelhosenprotokoll die Zeit des Einnässens festhalten, können Sie am Morgen Ihrem Kind genau sagen, wie es die einzelnen Zweistundenabschnitte der Nacht anmalen darf. Erscheint Ihnen das als kaum zumutbar, weil es zu viel Arbeit macht? Es ist Arbeit! Aber Sie werden nicht lange auf dieser Stufe bleiben. Ich schlage es vor, weil Ihr Kind Ermutigung braucht, um nicht aufzugeben. Es soll erleben, dass es etwas bunt anmalen darf. Es sieht, dass die Anzahl der bunten Teile wächst. Meist macht es ihm sogar richtig Freude, wenn es Muttis Protokoll möglichst allein in sein »Robbi-Protokoll« umsetzen kann. Oft nimmt die Häufigkeit des Einnässens pro Nacht sehr schnell ab.

Dreizehnter Schritt

Wie sieht dein Robbi aus?
Du weißt ja, dass ich immer verschiedene Möglichkeiten aufzählen muss, weil ich doch nicht sehen kann, wie dein Robbi aussieht. Du liest nun mit Mutti jeweils den ersten Satz der folgenden Punkte. Wenn er deinem Robbi entspricht, lest ihr direkt weiter. Sieht dein Robbi anders aus, dann lest ihr beim nächsten Punkt weiter.

Erste Möglichkeit
Dein Robbi hat nur schwarze Schuppen, und Mutti hat dich bisher immer geweckt. Und das ist in jeder Nacht mehrmals nötig gewesen.

Du bist ziemlich enttäuscht und müde, denke ich. Es ist also höchste Zeit, dass ich mit einer Veränderung des Programms für dich da bin.

Aber zuerst muss ich dich loben, dass du bei so viel Enttäuschung noch mutig hier bist. Du bist echt stark, denn so schnell gibst du nicht auf!

Was wir verändern wollen, könnt ihr im nächsten Punkt nachlesen, denn für dich und diese Kinder habe ich denselben Vorschlag.

Zweite Möglichkeit
Dein Gerät hat in jeder Nacht mehrmals geklingelt, und du bist ein- oder zweimal allein, ohne Muttis Hilfe, wach geworden

Seid ihr arg müde, Mutti und du? Es ist sicher sehr anstrengend, in jeder Nacht mehrmals aufzustehen. Ich weiß aber, dass das nicht lange so bleiben wird. Du wirst sicher bald lernen, das Pipi über viele Stunden festzuhalten, auch wenn es noch ein wenig dauern wird, bis du eine trockene Nacht erleben wirst.

Nun mein Vorschlag
Schau in den Anhang auf Seite 153. Dort findest du den Streifen-Robbi. Aber er sieht ein bisschen anders aus.

Jetzt ist ein Nachtstreifen in sechs gleich große Stücke unterteilt. Warum? Weil ich dir damit zeigen möchte, dass auch du schon erfolgreich bist.

Jeder Streifen gilt wieder für eine Nacht und jedes Stück von einem Streifen gilt für zwei Stunden. Wenn deine Klingel jetzt um 21.10 Uhr, 23.30 Uhr und um 4.20 Uhr läutet, kannst du am nächsten Morgen drei Teilen vom Nachtstreifen bunt anmalen. Den Abschnitt, in dem deine Hose oder das Bett nass geworden ist, malst du schwarz an. Solltest du aber von allein wach geworden sein, so bekommt auch dieser Abschnitt einen kleinen bunten Punkt in der Mitte. Warte einmal ab, das wird ein besonders schöner Robbi!

Lässt du gerne Drachen steigen? Bestimmt bastelt Vati mit dir einen Superdrachen, wenn du genug Tokens gesammelt hast.

Dritte Möglichkeit

Dein Gerät klingelt in der Regel nur einmal in der Nacht, und du wirst manchmal sogar schon von allein wach.

Weißt du, dass das eine ganz tolle Leistung ist? Du hast dein Gerät doch gerade erst zwei Wochen! Übe fleißig weiter. Nimm dir an jedem Abend fest vor, dass du beim Klingeln wach werden und das Pipi festhalten willst. Max I und Max II sollen dir dabei helfen.

Du brauchst nicht unbedingt eine Veränderung. Du benötigst nur etwas Zeit, um weiterzuüben. Übung macht den Meister! Aber wenn du doch etwas verändern möchtest, dann nimm noch einmal einen Streifen-Robbi, der zwei Teilstücke für eine Nacht hat, das eine für die Zeit vor und das zweite für die Zeit nach Mitternacht. Damit sieht man ganz toll deinen bisherigen Erfolg.

Wie schnell bist du aufgewacht?

Hast du vielleicht schon einmal eine Nacht erlebt, in der nur der Fühler und die Hose – nicht aber das Bett – nass geworden sind? Das wäre ja prima! Wird nur der Fühler und ganz wenig von deiner Hose nass, dann hältst du deine Blase sehr schnell zu, wenn das Läuten ertönt. Dann haben deine Mäxe schon recht gut aufgepasst, und du hast deinen Blasenschließmuskel schon gut trainiert. Und deshalb kannst du auch in den schwarzen Teil des Streifens einen bunten Punkt malen. Du bist schon ziemlich toll, mach weiter so!

Vierte Möglichkeit

Du hast schon einmal eine Nacht trocken durchgeschlafen. Deine Klingelhose konnte in dieser Nacht gar nicht läuten. Großartig!

Ganz selten klingelt es bei dir mehr als einmal in der Nacht.

Du solltest auch in der nächsten Woche den Robbi anmalen. Du kannst ihm ja, wenn du beim Klingeln allein aufgewacht bist und das Bett noch nicht nass war, einen besonders großen bunten Punkt in die schwarze Schuppe malen. Vielleicht hast du ja auch bis zur nächsten Woche schon zwei trockene Nächte erlebt?! Das wäre »Spitze«. War es vielleicht sogar ein Doppelpack oder ein Superwochenende?

Jetzt aber ist deine Spielzeit gekommen, auf die du dich bestimmt schon freust. Viel Spaß dabei wünscht dir deine Frau Doktor.

Anleitung zum vierzehnten Schritt

Haben Sie regelmäßig und ehrlich Protokoll geführt? Das ist ganz wichtig, denn nur anhand Ihres Protokolls können wir erkennen, wo Ihr Kind steht, und es bildet auch die Grundlage für die Entscheidung, wie wir uns weiter verhalten sollen.

Jetzt müssen Sie es immer mehr in die Hand nehmen, selbständig zu entscheiden, welche der gegebenen Ratschläge für Sie und Ihr Kind wirklich brauchbar sind und welche Sie getrost weglassen können.

Wichtig ist, dass Sie immer etwas finden, was Ihnen beiden Spaß macht und Hoffnung bringt. Stecken Sie sich ein kleines Ziel, das näher liegt und leichter erreicht werden kann. Gelingt dies nicht gleich beim ersten Versuch, dann wird es eben noch einmal probiert! Oder Sie bauen eine andere kleine Veränderung ein. Sie werden das schon hinkriegen, denn Sie haben bisher wirklich schon viel geschafft – Sie sind bis hierher gekommen!

Erkennen Sie die Fortschritte

Je nach der bisherigen Häufigkeit des nächtlichen Einnässens kann es für Ihr Kind ein Riesenerfolg sein, wenn das Klingelgerät nachts nur einmal geläutet, oder das Kind das Wasserlassen beim Klingeln unterbrochen hat, auch wenn es noch nicht von allein richtig wach geworden ist. Meist kann es dann, wenn es zur Toilette geht, noch eine kleine Menge Urin entleeren und hat ein Lob verdient! Warum? Weil es nun, ohne einzunässen, eine deutlich größere Urinmenge als zu Anfang in seiner Blase speichert, wenn es mehrere Stunden schläft. Außerdem hält es die sich langsam füllende Blase über viele Stunden fest geschlossen.

Manchen Eltern fällt auf, dass das Kind nun auch am Tag seltener zur Toilette geht. Das alles sind Zeichen dafür, dass sich die Blasenkontrolle langsam entwickelt, dass also die Entwicklungsverzögerung, die unserem Problem zugrunde liegt, schrittweise aufgeholt wird. Und das können Sie Ihrem Kind erklären.

Was sich verändert hat

Sie können aber auch, um Ihrem Kind die Veränderung anschaulich darzustellen, es auffordern, am Tag oder am Morgen, wenn es zur Toilette gehen muss, in ein Glas zu urinieren. Da Sie ja zu Beginn unseres Trainings einige Tage über die ausgeschiedene Urinmenge Protokoll geführt haben, können Sie diese Werte mit den heutigen vergleichen. Vielleicht ist die Urinmenge nun sehr oft deutlich größer, als sie es zu Beginn unseres Trainings war. Und das liegt dann nicht daran, dass die Blase früher zu klein war, sondern, dass Ihr Kind die immer schon normale Größe seiner Blase jetzt »besser ausnutzt«, indem es die Muskulatur der Blasenwand besser entspannt und den Schließmuskel kontrahiert halten kann. Es ist aber wichtig zu berücksichtigen, ob Sie sich zum jetzigen Zeitpunkt nicht gerade im Hochsommer befinden und die Urinmenge wegen des vermehrten Schwitzens kleiner ausfällt. Dann aber müsste der Urin konzentrierter, d. h. dunkler, sein.

Vierzehnter Schritt

Es ist gar nicht wichtig, ob du gerade einen Robbi oder Streifen-Robbi anmalst. Wichtig ist nur, dass dein Fisch von Woche zu Woche langsam bunter wird und dir unser Programm Spaß macht. Du hast sicher schon einmal oder mehrmals einen Abschnitt oder eine Schuppe bunt anmalen können. Außerdem hast du ja die Flossen und das Gesicht deines Robbis, wenn du alle Streifen oder Schuppen angemalt hast, immer nach deinen Wünschen angemalt. Sie sehen bestimmt sehr schön aus, deine Fische!

Der Weg ist nicht mehr lang

So, nun wollen wir aber weiterarbeiten, denn ich glaube, du möchtest so schnell wie möglich ganz trocken werden, oder?

Ich will einmal annehmen, dass du mit dem Streifen-Robbi trainierst und dein letzter Robbi zwar schon einige bunte Streifenteile hat, du dir aber mehr wünschst.

Du weißt schon, dass du ein Ziel schneller erreichst, wenn du es genau kennst und es nicht sooo weit weg ist, dass du überhaupt nicht daran glauben kannst, es zu erreichen.

Vielleicht erinnerst du dich daran, dass ihr einmal einen richtig langen Spaziergang gemacht habt und du unterwegs so müde warst, dass du nicht mehr weiterlaufen wolltest. Vielleicht warst du so sauer, dass du dich einfach ins Gras an den Weg gesetzt hast. Irgendeiner aus deiner Familie ging weiter. Da plötzlich hörtest du ihn von der Wegbiegung her rufen: »Ich sehe unser Ziel, gleich gibt es etwas zu trinken oder Eis!« Weißt du noch, wie schnell du wieder auf deine Beine gekommen bist? Du bist richtig losgerannt und warst vielleicht als Erster an der Gaststätte!

Das könnten deine nächsten Ziele sein

Siehst du, ein nahes Ziel brauchst du, dann macht es dir bestimmt wieder mehr Spaß! Was soll nun dein nächstes Ziel sein?

Hier sind einige Vorschläge von mir.

■ Lange Pausen für die Klingel

Du versuchst, in jeder Nacht nur einmal, höchstens zweimal die Klingel läuten zu lassen. Das bedeutet dann, dass du an jedem Tag ziemlich viel vom Streifen bunt anmalen kannst, weil du ja viele Stunden in der Nacht ganz trocken geschlafen hast. Wenn du das schaffst, dann kannst du deine Blase schon recht gut und viele Stunden zuhalten, während sie sich langsam füllt. Du solltest dann als nächsten Robbi den mit nur einem Mittelstrich anmalen (Bauchteil für die Zeit vor Mitternacht, Rückenteil für die Stunden nach Mitternacht).

■ Eine ganze trockene Nacht

Du versuchst, eine ganze Nacht trocken durchzuschlafen. Wenn du es dir zutraust, klappt es vielleicht! Mag sein, du wirst sogar in der Nacht wach, weil deine volle Blase drückt. Dann haben deine Mäxe gut aufgepasst und dich geweckt. Du stehst auf und gehst zur Toilette. Das wäre wirklich prima, denn es zeigt uns, dass du nicht faul und bequem im Bett liegen bleibst, wenn du wach bist und spürst, dass deine Blase voll ist.

■ Das Superwochenende

Falls du schon einmal eine ganze Nacht trocken warst, dann nimm dir vor, ein Superwochenende zu schaffen. Weißt du noch, was das ist? Logo, am Samstag und am Sonntag aufzuwachen und ein trockenes Bett zu haben. Hurra, deine Klingel musste nicht läuten, weil entweder ihr – du und Max II – deine Blase gut zugehalten habt oder weil Max I dich rechtzeitig geweckt hat. Du bist dann zur Toilette gegangen und hast ein großes Lob verdient.

■ Zwei trockene Nächte

Du könntest auch einen Zweierpack (Doppelpack) als Ziel wählen, denn es gibt ja in jeder Woche nur ein Wochenende. Zweierpacks kannst du jeden Tag aufs Neue versuchen.

Wäre es nicht toll, wenn du schon jetzt zwei Nächte hintereinander trocken sein könntest? Aber auch zwei trockene Nächte in einer Woche oder Beinaheerfolge sind super.

Ich denke, ihr probiert einfach etwas aus, und wir schauen uns das Ergebnis in der nächsten Woche an und überlegen, wie es bei dir dann weitergehen soll. Was jetzt kommen soll, weißt du sicher. Logo, deine Spielzeit.

Auf die nächste Stunde mit dir freut sich deine Frau Doktor.

Anleitung zum fünfzehnte Schritt

Wie sehen Ihre Protokollbögen aus? Ist der Erfolg sichtbar? Nässt Ihr Kind nun überwiegend nur noch einmal pro Nacht ein? Oder haben Sie schon öfter durchschlafen können, und das Bett Ihres Kindes war morgens trocken? Eines Tages wird das die Regel sein. Sie dürfen sich darauf freuen, denn dank Ihrer stetigen Mitarbeit ist dieser Tag gar nicht mehr fern!

Belastungstage wirken sich aus

Manchmal erzählt mir die Mutter eines kleinen Patienten, wenn wir die Protokolle besprechen, dass sie schon am Abend eines Tages gewusst habe, dass in der folgenden Nacht die Klingel sogar mehrmals läuten werde. Meist war dann nicht nur die Hose, sondern auch das Bett nass geworden.

Eine solche Mutter hat ganz deutlich gemerkt, dass der vergangene Tag ein Belastungstag für das Kind war. Was

Konflikte gehen nicht spurlos an Kindern vorüber, vor allem dann nicht, wenn sie im familiären Umfeld ausgetragen werden und keine Auflösung in Harmonie finden.

hätte sie tun können? Richtig, den Stresstag vielleicht doch noch in einen Normaltag umwandeln und damit das Einnässen verhindern.

Stresstage sind noch zu retten

Es ist nun nicht unbedingt notwendig, dass Sie wieder Protokoll führen über Stress- oder Normaltage. Aber es wäre wünschenswert, dass Sie einen solchen erkannten Belastungstag noch in einen Normaltag umzuwandeln versuchen. Sie wissen noch, wie Ihnen das gelingen kann? Falls nicht, dann lesen Sie bitte in der Anleitung zum sechsten Schritt auf Seite 72 ff. nach.

Vielleicht mag Ihr Kind ja auch noch einmal ein Smiley-Gesicht, wie im sechsten Schritt beschrieben, einsetzen.

Üben und das Ziel erreichen

Haben Sie sich mit Ihrem Kind in der vergangenen Stunde ein Ziel gesetzt? Und wie ist es gelaufen?

Auch bei meinen Patienten klappt nicht alles auf Anhieb! Wir üben dann eben noch ein oder zwei Wochen weiter oder setzen uns ein anderes Ziel, das ein bisschen näher liegt, wenn das Weiterüben dem Kind wenig Freude macht.

Was Sie und Ihr Kind jetzt noch benötigen, ist Zeit zum Üben, also Geduld, Geduld, Geduld.

Da ich Ihnen versichern kann, dass Sie bereits das größere Stück der Arbeit geschafft haben, müsste Ihnen die Hoffnung auf das nahende Ziel doch die Kraft zum Durchhalten geben. Das jedenfalls wünsche ich Ihnen.

Kennt Ihr Kind das autogene Training?

Ist Ihr Kind schon etwas älter (etwa acht Jahre oder älter), so können vielleicht einige Übungen, die im autogenen Training benutzt werden, eine sinnvolle Ergänzung in diesem Training sein. Indem man das autogene Training erlernt, lernt man, sich selbst mit den für uns meist unbewusst ablaufenden Lebensvorgängen nicht nur wahrzunehmen, sondern auch willentlich zu beeinflussen. Wir können eine Anspannung oder Angst durch bewusstes Entspannen kleiner werden lassen, können durch unsere Vorstellung, z. B. durch Gedanken an etwas Wärmendes, unsere Gefäße entspannen und damit Teile unseres Körpers besser durchbluten und warm werden lassen.

Vielleicht ist es einen Versuch wert

Sie werden im Text für das Kind einen Abschnitt über das autogene Training finden. Lesen Sie ihn bitte vor der gemeinsamen Stunde, und entscheiden Sie, ob dieser Text Ihr Kind überfordert, oder ob er ihm eine Hilfe sein kann. Es mag sein, dass der Text für eine Stunde zu lang ist. Dann erwähnen Sie vielleicht kurz vor Ihrem Kind, dass ich für Sie noch eine Hilfe anzubieten habe. Sagen Sie Ihrem Kind, dass Sie nicht auf Ihre Spielzeit verzichten und deshalb vielleicht an einem anderen Tag der Woche den Text über das autogene Training lesen wollen.

Soll dieser Ratschlag Früchte für Ihr Kind bringen, so ist es notwendig, dass Sie mehrmals pro Woche, im Idealfall an jedem Abend der nächsten Wochen, ein paar Minuten Ruheübungen mit Ihrem Kind machen und Ihre Gedanken auf einen fröhlichen Satz lenken, der das Trainingsziel Ihres Kindes beinhaltet.

Fünfzehnter Schritt

Nun, wie war deine Woche? Was hast du versucht? Hat es geklappt? Weißt du, bei meinen kleinen Patienten klappt es längst nicht immer sofort. Ich tröste sie dann ein wenig, und sie versuchen es in der kommenden Woche einfach noch einmal. Ich schaffe auch nicht immer alles sofort! Du weißt doch noch: Trainieren heißt, etwas immer wieder zu versuchen und zu wissen, dass es irgendwann gelingt!

> ### Nimm dir ganz fest vor, dass du aufwachen willst, wenn Max I dich ruft.
>
> Du vergisst auch bestimmt nicht, am Abend mit Max I und Max II zu reden? Für sie fängt der Arbeitstag an, wenn du ins Bett gehst. Sie hatten genügend Zeit zum Ausschlafen, jetzt sollen sie aufpassen und dich wecken, wenn es nötig ist.

Deine Erfolge

Schau dir einmal mit Mutti die Protokollblätter an. Ihr könnt darauf sicher viele kleine Erfolge finden.

Vielleicht ist dein Bett immer öfter viele Stunden oder sogar ganze Nächte trocken geblieben, und Mutti hat jetzt gar nicht mehr so viel Wäsche zu waschen, weil nur die Hose und der Fühler oder nur der Fühler und eine kleine Stelle in der Hose feucht geworden sind. Dann hast du deine Blase, obwohl du vielleicht noch gar nicht richtig wach warst, schon fein ganz fest zugehalten!

Oder die Klingel läutet nicht mehr mitten in der Nacht, sondern erst gegen Morgen.

Wenn sie meistens erst nach 5 Uhr klingelt, dann solltet ihr diesen Beinaheerfolg durch frühes Wecken schnell in einen echten Erfolg umwandeln. Wisst ihr noch, wie ihr das macht? Im neunten Schritt auf Seite 85 ff. habe ich es genau beschrieben. Aber ich erkläre es hier noch einmal ganz kurz.

Die Blase austricksen

Wenn dein Gerät an mehreren Tagen erst nach 5 Uhr geklingelt hat, soll Mutti dich versuchsweise um 4.45 Uhr wecken, obwohl es nicht geklingelt hat. Du gehst dann schnell zur Toilette, machst deine Blase ganz leer und legst dich wieder hin. Wahrscheinlich wirst du den ganzen Streifen oder die Schuppe von Robbi an diesem

Tag ganz bunt anmalen dürfen, weil bis zum Aufstehen das Bett trocken bleibt.

Nun weckt Mutti dich jeden Tag ein bisschen später. Ich glaube, du wirst so sehr bald viele trockene Nächte erleben können und bald bis zu eurer normalen Aufsteh-Zeit trocken durchschlafen können. Und darauf freuen wir uns alle!

Wenn es schon einmal besser geklappt hat

Hast du vielleicht ein paar Tage eine richtig gute Zeit erlebt, und nun will plötzlich gar nichts mehr gelingen? Dann sollten wir ganz schnell überlegen, woran das wohl liegen kann.

Vielleicht hast du gerade ein oder zwei ziemlich üble Stresstage erlebt. Lief da vielleicht zu Hause oder in der Schule aber auch alles schief? Weißt du noch, dass wir schon einmal besprochen haben, wie ihr diese blöden Tage noch am Abend in Normaltage umwandeln könnt? Ihr könnt es ja auch noch einmal auf Seite 72 ff. nachlesen.

Hast du dir damals vielleicht auch zwei Smiley-Gesichter gemalt, wie manche meiner kleinen Patienten es tun, ein fröhliches und ein trauriges, damit du deiner Mutti zeigen kannst, wie du dich fühlst? Mit solchen Gesichtern kann man das ganz einfach zeigen. Man muss nicht lange überlegen, wie man es am besten erklären kann.

Fühl dich wohl und entspannt

Mutti wird bestimmt etwas einfallen, was dir hilft, dich wieder wohl zu fühlen. Dann kannst du ganz glücklich und entspannt einschlafen. Wenn du entspannt bist, kann auch deine Blase entspannt und locker sein. Du weißt natürlich, dass in eine entspannte Blase viel mehr Pipi passt als in eine straff angezogene, die ganz klein geworden ist.

Ich denke, deine Klingel wird sich in dieser Nacht nur einmal oder vielleicht auch gar nicht melden. Ich stelle mir jetzt vor, wie dein Gesicht am Morgen strahlt!

Autogenes Training zur Entspannung

Gerade eben habe ich von deiner entspannten Blase gesprochen, in die viel hineinpasst. Ich denke, ich sollte dir erzählen, dass wir Menschen lernen können, unseren Körper zu entspannen. Du weißt, dass angespannt oder verkrampft zu sein nicht sehr angenehm ist. Und du hast sicher schon einmal einen Hund oder eine Katze gesehen, die völlig »entspannt« in der Sonne lagen. Vielleicht haben sie gar nicht geschlafen, sondern nur die Ruhe genossen und sich wohl gefühlt. Du hast sie gern angeschaut, weil du etwas von ihrer Ruhe und ihrem Frieden in dir gespürt hast. Wir Menschen können uns auch so wohlig entspannen, wenn wir ein wenig das autogene Training üben. Ich will dir erzählen, wie du das machst.

Mit sich selbst arbeiten

Zuerst sollte ich dir sagen, dass »autogen« ein Fremdwort ist und »selbst, aus sich heraus« bedeutet. Das autogene Training ist also ein Training, das ein Mensch mit sich selbst macht. Höre ich dich da sagen: »Dann ist mein Training ja ein autogenes Training!«? Du hast ziemlich Recht! Denn wenn du nicht mit dir trainierst, d. h. dich nicht anstrengst und nicht immer wieder übst, dann können Mutti und ich gar nichts schaffen. Wir können dir nur Tipps geben, du bist derjenige, der etwas schafft, wenn er will. Du wirst sehen, wenn erst der Anfang geschafft ist, wird dir das Üben sehr viel Spaß machen, und du wirst nicht mehr darauf verzichten wollen.

So funktioniert das autogene Training

Beim autogenen Training lernt ein Mensch, wie er sich selbst ganz deutlich spüren kann. Er lernt, seine Muskeln ganz locker zu lassen und das Gewicht seines Körpers, seiner Arme und Beine wahrzunehmen. Er lernt, ganz angenehm ruhig werden zu können, wann immer er es will. Er lernt, seine Atmung und seinen Herzschlag zu spüren. Er empfindet es bald als Freude, wenn er fühlt, dass er nur locker und ruhig zu werden braucht, um zu erleben, dass in seinem Körper alles sehr zuverlässig funktioniert.

Autogenes Training kann z. B. Atemnot, Kopfschmerzen und Bauchweh lindern. Es kann eine große Angst ganz klein werden lassen und störende Gedanken aus deinem Kopf verbannen. Gute Gedanken, die uns Menschen helfen, eine Leistung zu vollbringen, können wir in unseren Kopf hereinholen.

Jetzt fragst du, wie das wohl geht. Hör zu: Man setzt oder legt sich ganz bequem hin, schließt für eine kurze Zeit die Augen und versucht, die Welt um sich herum nicht oder möglichst wenig wahrzunehmen.

Ruhe und Schwere

Versuche es einmal. Sag dir in Gedanken: »Ich bin ganz ruhig und entspannt, meine Arme und Beine sind ganz schwer.« Wenn du das ein paar Male geübt hast, wirst du das Gewicht deiner Arme und Beine spüren können.

Vielleicht stellst du dir anfangs als Hilfe vor, dass du ein ganz schweres Tier bist, ein Elefant oder ein Nashorn oder Nilpferd, das in der warmen Sonne liegt und alles unter sich zerdrückt. Vielleicht stellst du dir aber auch lieber vor, dass eine ganz große Tasche schwer an deinem Arm hängt und ihn richtig nach unten zieht und du froh bist, dass du den Arm mit der schweren Last ablegen kannst. Der Gedanke, dass du diese schwere Last hierher an dein Ziel getragen hast, macht dich sehr zufrieden und glücklich. Du weißt, dass du durchhältst, wenn du dir

etwas vornimmst. Und wenn du nun deine Augen aufmachst, dann fühlst du dich immer noch wohl, weil du locker und ganz ruhig bist.

Gute Gedanken als »Helfer«

Unsere Gedanken können uns helfen, etwas wirklich zu schaffen, was wir uns vornehmen. Bestimmt hast du das schon einmal erlebt.

Wahrscheinlich bist du schon einmal über einen Baumstamm balanciert, warst dir ganz sicher, dass du das kannst, hast gar nicht gewackelt und erlebt, dass es prima klappte. Dann rief plötzlich jemand: »Pass auf! Du rutschst gleich ab. Das ist doch gefährlich, das kannst du noch nicht!« Und schon fingst du an zu wackeln und musstest abspringen oder bist sogar gefallen. Was war da passiert? Solange du an dein Können geglaubt hast, konntest du es! Aber als jemand dir Angst machte, da konntest du plötzlich das nicht mehr, was noch kurz zuvor leicht für dich war. Was heißt das für unser Programm?

Wenn man nicht daran denkt, dass man vielleicht versagen könnte, klappt vieles besser. Denn wer ans Scheitern denkt, wird unsicher, und wer unsicher wird, scheitert eher. So sind gute Gedanken also auch gute »Helfer«.

Du brauchst mutige Gedanken, brauchst Zuversicht

Und das schaffst du so: Du kannst z. B. am Abend in deinem Bett eine solche Ruheübung machen und holst dir Mutmachergedanken in deinen Kopf. Am besten gelingt es mit einem Reim.

Such dir deinen Zauberspruch

Auch Kinder mit anderen Problemen lernen bei mir, mit Reimen gute Gedanken in ihren Kopf zu holen und etwas zu schaffen, was sie sich vorgenommen haben. Hier sind einige Beispiele.

Ein kleiner Zappelphilipp, der in der Schule ständig irgendetwas anderes tun möchte als aufpassen, übt z. B. für eine Minute in der Schule mit »Finger still, weil ich es will!«.

Oder einer, der sehr ängstlich ist und sich nichts zutraut, sagt sich: »Hab ich Mut, klappt es gut!«

Und wie könnte dein Reim lauten? Vielleicht: »He, ihr Mäxe, gebt fein Acht, dann habe ich 'ne trockne Nacht!« Oder: »Ich lege mich jetzt fein zur Ruh, und meine Blase, die bleibt zu!«

Fällt dir vielleicht etwas richtig Lustiges ein? Überlegt doch mal gemeinsam, Mutti und du. Reime, die man selbst gefunden hat, wirken meist am besten als gute Helfergedanken!

Solche Mutmachergedanken kannst du sicher auch sonst irgendwo gut gebrauchen, und es wird dir nützen, wenn du jetzt weißt, wie du sie bekommen kannst.

Das versichert dir deine Frau Doktor.

Anleitung zum sechzehnten Schritt

Wie geht es Ihnen? Können Sie nun glauben, dass Ihr Kind sein Problem loswerden wird? Oder sind Sie schon so weit, dass sein Trockenwerden in greifbare Nähe gerückt ist? Hat Ihr Kind vielleicht in einer Woche schon drei oder vier trockene Nächte erlebt? Dann hätte es wohl eine richtig schöne, gemütliche Therapiestunde verdient, oder?

Ein Wettspiel als Ansporn

Manchmal bemerke ich in dieser Phase des Trainings bei meinen kleinen Patienten eine deutliche Lustlosigkeit. Das Kind braucht dann eine Abwechslung, beispielsweise ein Wettspiel.

Mein Vorschlag dazu: Wetten Sie und Ihr Kind vielleicht mit dem Vater oder einer anderen Person, dass Sie beide ein gesetztes Ziel erreichen werden. Das Ziel könnte zunächst sein, eine bunte Schuppe mehr malen zu können als in der vorigen Woche. Wer verliert, muss ein Pfandstück abgeben.

Solche Wetten können Sie häufiger in den nächsten Wochen durchführen, die Pfandstücke werden gesammelt. Sie sollten aber noch festlegen, zu welchem »Preis« die Pfandstücke zurückgekauft werden können.

Die Gewinne gemeinsam einlösen

Haben Sie und Ihr Kind vier oder fünf Pfandstücke erbeuten können, so könnte der Vater sie (die Familie) zum Essen oder in einen Zirkus einladen. Oder er könnte mit dem Kind zu einem Fußballspiel gehen oder mit Sohn oder Tochter ein Kindertheater, Kino oder, wenn das Kind schon älter ist, auch ein Konzert besuchen. Hat der Vater von Ihrem Kind und Ihnen einige Pfandstücke bekommen, so könnten Sie eine besondere, festliche Mahlzeit bereiten, und Ihr Kind könnte ein paar Pflichten im Haus erledigen, die es sonst nicht tun mag. Sicher wird es sich anstrengen, um bei den Wetten zu gewinnen.

Ganz nebenbei erleben Sie, wie viel Freude es machen kann, wenn die einzelnen Familienmitglieder einander wieder mehr Beachtung schenken, anstatt vielleicht wortlos nebeneinander vor dem Fernseher zu sitzen.

Hoffentlich denken Sie nicht: Immer nur Belohnung, Belohnung, wo soll das hinführen? Ich kann Sie trösten: Ihr Kind wird bald trocken sein, spätestens dann hört das Belohnen auf.

Ich erlebe außerdem häufig bei meinen Patienten, dass sie zu diesem Zeitpunkt schon gar keinen großen Wert mehr auf das Eintauschen der bunten Schuppen nach dem Tokenplan legen. Ihnen genügt die Freude über eine weitere trockene Nacht als Lohn.

Abwechslung bringt Freude

Das eben beschriebene Wettspiel nehmen die Kinder meist mit Begeisterung auf, bringt es doch ein wenig Spannung in diese Wochen des Übens, die notwendig sind, damit Ihr Kind endgültig trocken wird und bleibt.

Wenn Sie aber etwas gegen Wettspiele einzuwenden haben, dann lassen Sie sich eine andere Abwechslung für Ihr Kind einfallen, so dass es auch weiterhin gern in dem Programm mitarbeiten wird.

Sechzehnter Schritt

Ich denke, du bist jetzt schon so erfolgreich gewesen, dass du wieder den Robbi anmalst. Du hast bestimmt schon einmal ein paar trockene Nächte erlebt.

Sollte einmal eine Woche ziemlich »dunkel« gewesen sein, so musst du nicht traurig sein. Ich sage dann meinen kleinen Patienten: »Das ist eine Regenfront, die zieht weiter. Danach kommt sicher wieder Sonnenschein.« Das kommt doch auch im schönsten Sommer vor. Also, schlimm ist das nicht!

Wie wär's mit einem Wettspiel?

Vielleicht hast du sogar schon einmal drei oder vier trockene Nächte in einer Woche erlebt. Dann wird es gar nicht mehr lange dauern, bis du eine ganze trockene Woche geschafft hast. Das wäre eine tolle Leistung.

Vielleicht weiß Mutti einen Vorschlag, der dir hilft, ganz schnell dieses Ziel zu erreichen? Frag sie einmal, was sie davon hält, wenn ihr beide mit Vati oder jemand anderem wettet, dass du es schaffen wirst, in der kommenden Woche häufiger trocken zu bleiben als in dieser. Ihr könnt vereinbaren, dass derjenige, der die Wette verliert, der anderen Partei ein Pfand geben soll. Nun solltet ihr noch besprechen, was man tun muss, um seine Pfandstücke wieder zurückzubekommen. Ich denke, dir wird da schon etwas richtig Tolles einfallen. Aber euer Wettgegner hat bestimmt auch einige Wünsche, die erfüllt werden müssen, wenn er von euch Pfandstücke erbeutet hat.

Eifrig Pfandstücke sammeln

Vielleicht bekommt er gar nicht viele, wenn du dir an jedem Abend mit einem tollen Reim fest vornimmst, dein

Bett nicht nass zu machen! Ich denke, es wird dir öfter gelingen als in der vorigen Woche, und dann seid ihr Wochensieger. Ihr könnt aber auch als Ziel für die Wette »Heute nicht das Bett nass machen« nehmen. Dann gibt es an jedem Morgen einen Wettsieger! Ich drücke dir die Daumen, dass ihr, Mutti und du, es ganz oft seid.

Viele schöne Preise für die erbeuteten Pfandstücke wünscht dir deine Frau Doktor.

Anleitung zum siebzehnten Schritt

Wenn Sie sich den siebzehnten Schritt anschauen, werden Sie feststellen, dass er ziemlich lang ist. Er enthält Informationen für Kinder, die schon sehr erfolgreich sind, deren Robbi vielleicht viel bunter ist als der Ihres Kindes. Bitte lesen Sie mit Ihrem Kind den ganzen Text. Es wird sich von der Tatsache, dass vielleicht ein anderes Kind schon weiter sein könnte als es selbst, nicht entmutigen lassen, wenn Sie nicht entmutigt wirken. Im Gegenteil: Es wird ihm ein Ansporn sein, auch bald so weit zu sein.

Geben Sie Ihrem Kind Zeit

Ihr Kind braucht Zeit. Das ist ganz normal. Und so wollen wir in dieser Stunde einige Möglichkeiten besprechen, mit denen Sie Ihrem Kind helfen können, die Übungszeit als nicht zu lang zu erleben. Außerdem wird Ihr Kind mehr Freude haben, wenn es eine neue Sache zu üben gilt.

Wagen Sie einen Versuch

Ich hoffe, es entsetzt Sie nicht zu sehr, dass ich Ihrem Kind beim nächsten Schritt rate, doch einmal vor dem Schlafengehen noch richtig viel zu trinken. Vielleicht denken Sie jetzt: »Das muss doch schief gehen!« Das stimmt nicht. Es kann schief gehen, aber es muss nicht. Außerdem wissen Sie nicht, ob das Bett Ihres Kindes in dieser Nacht nicht auch ohne zusätzliches Trinken nass geworden wäre. Bleibt es aber trocken, so fühlt sich Ihr Kind großartig, denn es hat wieder etwas geschafft. Mut macht stark und erfolgreich!

Funktion der Beckenbodenmuskulatur

Besonders wenn Ihr Kind noch jünger ist, sollten Sie das Training der Beckenbodenmuskulatur, das ich in dieser Stunde mit Ihrem Kind besprechen möchte, nicht übertreiben. Vielleicht kennen Sie die Übungen aus der Zeit

Ihrer Schwangerschaftsgymnastik. Im Grunde handelt es sich um eine Dehn- und eine Kontraktionsübung. Wenn wir unsere Muskeln stärken wollen, machen wir Übungen, bei denen die Muskeln gedehnt werden bzw. sie sich zusammenziehen sollen. Diese Spannung der kontrahierten Muskeln halten wir eine kurze Zeit unter Anstrengung aufrecht. Eventuell lässt sich die Spannung nach wenigen Minuten noch ein wenig erhöhen, bevor wir die Muskeln wieder entspannen. Sie wissen, dass Sie nach der Entbindung diese Übungen gemacht haben, um »wieder in Form zu kommen« und Problemen beim Einhalten des Urins entgegenzuwirken. Ihrem Kind kann eine straffe, trainierte Muskelschicht im Beckenboden beim nächtlichen Einhalten der sich kontinuierlich vergrößernden Urinmenge in der Blase auch helfen.

Die Muskeln trainieren

Sie können also mit Ihrem Kind öfter einmal üben, das Gesäß ganz fest zusammenzudrücken und gleichzeitig den Bauch einzuziehen. Dabei steigt die Spannung in den Muskeln an. Soll Ihr Kind die Muskeln dehnen, so kann es wie beim harten Stuhlgang fest in den Bauch hineindrücken. Ein solches Training kann für manche Kinder eine nützliche Hilfe sein, stiftet aber, falls das Kind die Übung nicht versteht, eventuell nur Verwirrung.

Zuversicht haben und ausstrahlen

Ich denke, Sie spüren, was Ihrem Kind gut tut, was ihm Mut gibt und ihm hilft, auch im letzten Abschnitt unseres Programms zuversichtlich zu sein. Und so werden Sie die richtige Auswahl treffen oder zum Wohl Ihres Kindes eigene Helferideen erfinden. Da Sie sich bis hierher durchgekämpft haben, werden Sie das letzte Stückchen bis zum endgültigen Erfolg auch noch schaffen!

Ich weiß, wie schwer es ist, wenn Sie Ihrem Kind immer Mut machen sollen, selbst aber niemanden haben, der Ihnen Mut macht. Sie müssen sich die Kraft aus den nun schon sichtbaren Erfolgsschritten Ihres Kindes holen. Und da Sie das bisher geschafft haben, gebührt Ihnen ein ganz großes Lob!

Siebzehnter Schritt

Für die ganz seltenen Kinder, die mit Siebenmeilenstiefeln durch dieses Programm gestürmt sind und jetzt

schon einmal eine ganze Woche trocken durchgeschlafen haben, will ich nun erzählen, wann ich zu meinen kleinen Patienten sage: »Du hast es geschafft. Du brauchst in der nächsten Zeit das Weckgerät nicht mehr anzuziehen!«

Wann du es geschafft hast

Wer zwei Wochen hintereinander trocken durchschläft, hört von mir diesen Satz! Dann vereinbare ich mit dem Kind, dass es erst in 14 Tagen wieder zu mir kommen soll. Konnte es bis dahin jede Schuppe vom Robbi bunt anmalen, so sehen wir uns erst nach einem Monat wieder. Das Weckgerät bleibt natürlich weiter im Schrank des Kindes!

Das Kind malt auch in dieser Zeit den Robbi an. Da mein Robbi sich ja verändern kann, wenn ein Kind das braucht, sieht der Robbi, den meine kleinen Patienten dann mit nach Hause nehmen und anmalen, etwas anders aus. Schau in den Anhang, dort findest du auf Seite 154 diesen Abschluss-Robbi, der ein Monats-Robbi ist. Für neue Patienten kann er zum »Super-Mutmacher-Helfer-Fisch« werden, wenn ein Kind ihn mir später schenkt.

Nicht jeder ist so schnell

Waren aber in den 14 Tagen einige Nächte etwas nass bei diesem fast am Ziel stehenden Kind, dann besprechen wir, so wie wir es später bei dir auch machen werden, was wir unternehmen wollen.

Aber ein Sauseblitz ist in meiner Sprechstunde eine sehr große Ausnahme!

Meine kleinen Patienten sind in der Regel Normalkinder. Und die brauchen noch ein paar Wochen, logo!

Du weißt doch noch, warum ich so viel Zeit und Geduld haben kann, oder? Ja, weil ich weiß, dass die Kinder es noch immer geschafft haben. Und du wirst es auch schaffen!

Wie weit bist du?

So, nun wollen wir uns aber wieder deinen Robbi anschauen. Ich stelle mir jetzt vor, dass dein Robbi in den letzten Wochen schwarz-bunt gefleckt, vielleicht schon etwas mehr bunt als schwarz von dir angemalt worden ist. Vielleicht wünschst du dir sehr, dass du doch häufiger vier oder fünf bunte Schuppen in einer Woche anmalen könntest. Erfolg macht Mut und Freude, mehr Erfolg macht natürlich mehr Mut und mehr Freude, logo, oder?

Eigentlich muss ich dir jetzt sagen, dass du nur noch etwas Zeit und fleißiges Weiterüben brauchst, damit du mehr Erfolg erleben kannst. Aber ich weiß auch, dass meine kleinen Patienten nach dieser Auskunft oft recht enttäuscht sind. Sie wollen doch so gern mehr tun, als nur Geduld haben und weiterüben. Sie wollen eine neue Chance bekommen, um mir zu zeigen, was sie alles fertig bringen und wie gut sie mitarbeiten. Sicher ahnst du jetzt schon, dass ich eine kleine Programmerweiterung vorschlagen werde.

Ein neuer Vorschlag

Da du ja viele gute Freunde hast, die dir gern bei deinem Training zum Erfolg verhelfen wollen, will ich dir erzählen, wer von uns welche Aufgabe übernehmen soll.

Ich helfe dir mit meinem Vorschlag und erzähle euch zuerst einmal, was wir tun und was wir damit erreichen wollen.

Eine ganz spezielle Trainingsmethode: ein Getränk. Kurz vor dem Schlafengehen getrunken, trainiert es deine Fähigkeit, nachts trocken zu bleiben und rechtzeitig aufzuwachen.

Ich möchte, dass du am Abend vor dem Schlafengehen ein richtig großes Glas Milch, Saft oder was du gern magst (bitte keine Zitrusfruchtsäfte oder Cola) trinkst (200 bis 300 ml).

Ich weiß, das ist genau das Gegenteil von dem, was du früher erlebt hast. Damals durftest du vielleicht schon beim Abendessen nichts mehr trinken, weil ihr befürchtet habt, dass du dann noch häufiger ins Bett machst. Und jetzt rate ich dir: Trink ruhig vor dem Einschlafen noch ein Glas Saft oder Tee. Wie sollt ihr das verstehen?

Was du schon alles kannst

Seit dem Beginn unseres Trainings hast du eine Menge gelernt. Du beherrschst deinen Schließmuskel am Ausgang der Blase in manchen Nächten sehr gut. Du kannst viel größere Mengen Pipi in deiner Blase festhalten, weil die Blasenwand ganz locker werden und sich dann dehnen kann, wenn viel Pipi aus deinen Nieren ankommt. Und du wachst schon manchmal ohne Klingel auf, wenn deine Blase voll ist und drückt. Toll, nicht wahr?

Nun möchtest du aber, dass all diese Vorgänge zuverlässiger, eben nicht nur manchmal so funktionieren. Und wie macht man das?

Indem du genau das trainierst, was du zwar manchmal, aber eben noch nicht immer ganz sicher kannst. Da du am Tag rechtzeitig zur Toilette gehst und nicht in die Hose machst, solltest du nicht mehr am Tag, sondern in der Nacht trainieren, denn in der Nacht sollst du ja zuverlässiger trocken werden.

Die Blase beschäftigen

Deine Arbeit ist nun die folgende: Du trinkst brav vor dem Schlafengehen irgendetwas Leckeres und nimmst dir ganz fest vor, die Flüssigkeit, die als Pipi in deiner Blase ankommt, entweder bis zum Morgen festzuhalten oder aufzustehen und zur Toilette zu gehen, wenn dein Max I dich wecken wird.

Du kannst, bevor du einschläfst, auch noch ein Beckenbodentraining machen, das dir hilft, deine Blase bis zum Morgen zuzuhalten. Logo, dass du nicht wissen kannst, was das ist! Deine Mutti könnte es vielleicht wissen. Sie kann es dann mit dir besprechen und schauen, ob du es richtig machst.

Die Beckenbodenmuskeln fit machen
Ich will dir aber kurz erklären, was ich mit Beckenbodengymnastik als Training meine. Dein Bauchraum ist nach unten durch eine Muskelschicht, die an den Beckenknochen befestigt ist, abgeschlossen. Du kannst diese Muskeln anspannen und entspannen. Indem du fest in deinen Bauch hineinpresst, dehnst du sie. Das hast du schon gelegentlich getan, wenn du ganz harten Stuhl entleeren musstest, weil du vielleicht zu viel Schokolade oder immer nur Weißbrot gegessen hattest.

Wenn du ganz fest dein Gesäß zusammenkneifst und den Bauch nach innen ziehst, spannst du gleichzeitig deine Beckenbodenmuskeln an. Sie werden ganz fest und helfen deinen Schließmuskeln an Darm und Blase, gut zu funktionieren.

Sicher hast du schon einmal plötzlich aufs Klo gemusst, aber es war keines da, und Mutti hat gesagt: »Versuch doch bitte noch ein Weilchen einzuhalten, wir sind gleich zu Hause.« Und was hast du gemacht? Klar doch, du hast deinen Po ganz fest »zugekniffen«, und es hat geklappt, dass deine angespannten Schließ- und Beckenbodenmuskeln diesen Stuhldrang halten konnten.

Kräftigere Muskeln halten besser
Muskeln, die man dehnt und anspannt, die trainiert man. Du weißt vom Sport, dass ein solches Training Muskeln stark macht. Und starke Muskeln brauchst du, wenn du etwas festhalten willst. So einfach ist das!

Aber natürlich solltest du dieses Training nicht übertreiben! Vor allen solltest du dann nicht lange einzuhalten versuchen, wenn du spürst, dass du gerade groß oder klein zur Toilette musst. Das ist nämlich ungesund. Mache diese Übungen, wenn du keinen Drang verspürst vielleicht zwei- bis dreimal am Tag. Wie wäre es, wenn du sie morgens vor dem Frühstück, nachmittags, bevor du mit den Hausaufgaben anfängst oder raus zum Spielen gehst, und am Abend vor dem Einschlafen machen würdest? Sie dauern ja nur ganz wenige Minuten.

Was machen Max I und Max II?
Sie sollen noch besser aufpassen! Du hast ihnen das Schlafen in ihrer Arbeitszeit ja ziemlich abgewöhnt. Und ich glaube, es wird ihnen Spaß machen, gut aufzupassen, wenn sie wissen, dass in dieser Nacht mehr Pipi von den Nieren ankommen kann. Du passt ja auch besser auf, wenn du weißt, dass es spannend werden kann, oder?

Wie hilft dir Mutti?
Sie drückt dir die Daumen, dass es klappt. Sie unterstützt dich bei deinem Muskeltraining und macht dir Mut, wenn es nicht gleich beim ersten Versuch gelingt. Sie traut dir zu, dass du es schaffst! Und sie wäscht bei einem misslungenen Versuch deine Bettwäsche, ohne traurig zu sein.

Was tut Robbi?
Schau ihn dir an, er lächelt wieder, und vielleicht zwinkert er dir ein ganz klein wenig zu, weil er schon weiß, dass du es schaffen wirst, und er sich auf die nächste bunte Schuppe freut.

Und dein Weckgerät?
Ich denke, es hat vor ein paar Wochen so viel arbeiten müssen, dass es vielleicht eine kleine Ruhepause vertragen kann. Du solltest das Gerät zwar weiterhin noch regelmäßig anziehen und auch anstellen, aber ich bin sicher, du wirst dafür sorgen, dass es nicht läuten muss.

Deine Klingelgerät ruht sich ein wenig aus, aber es wird nicht schlafen, denn wenn auch nur ein klein wenig Pipi auf den Fühler kommt, wird es ganz laut klingeln, um dir zu helfen, nicht das ganze Bett nass zu machen. Auch wenn es ausruht, bleibt es dein guter Freund und »Helfer«!

Deine Spielzeit hast du dir wirklich verdient
Du hast heute aber lange gut zugehört und mitgedacht! Dafür hast du eine extralange Spielzeit verdient. Vielleicht sagst du jetzt: »Geht doch gar nicht. So viel Zeit ist nicht mehr übrig!« Das ist richtig.

Nun ist es aber ganz wichtig, dass sich jeder an sein Versprechen hält. Wenn mir bei meinen kleinen Patienten ein Zeitnotproblem passiert, brauche ich natürlich eine Lösung dafür. Ich gebe meinen Patienten dann einen Gutschein für eine Spielzeit mit. Diesen Schein kann das

Kind in der nächsten Stunde einlösen. Wie wäre es, wenn ihr es auch so macht?

Das rät euch deine Frau Doktor.

Anleitung zum achtzehnten Schritt

Die achtzehnte Stunde sollte für Sie und Ihr Kind wieder einmal eine besonders schöne, gemütliche Zeit sein.

Vielleicht sind Sie meinem Vorschlag gefolgt und haben Ihrem Kind einen Gutschein für eine Spielzeit gegeben, den es einlösen kann, wenn es ihm (und auch Ihnen) passt. Vielleicht fanden Sie aber diesen Vorschlag nicht notwendig, da Sie doch die Therapiestunde Ihres Kindes beliebig ausdehnen können.

Warum ein Spielzeitgutschein?

Folgende Überlegungen haben mich veranlasst, Ihnen den Gutschein zu empfehlen.

Die Arbeit mit diesem Programm sollte ja regelmäßig einmal wöchentlich zu einer festen Zeit durchgeführt werden. Sie wird also vom Kind wie ein Termin erlebt. Wahrscheinlich hat Ihr Kind aber noch weitere Termine (Sport, Musik, Kirche usw.). Da Ihr Kind neben der Schule, den Hausaufgaben und seinen Terminen noch freie Spielzeit zu Verabredungen mit Gleichaltrigen braucht, sollten Sie diesen Therapietermin nicht unnötig verlängern.

Besprechen Sie in dieser Stunde mit Ihrem Kind das Aussehen seines Fisches, loben Sie es, und machen Sie ihm Mut für die kommende Woche. Und dann soll die Spielzeit beginnen.

Achtzehnter Schritt

Hast du an deinen Gutschein gedacht? Ja, heute gibt es eine richtig lange, schöne Spielzeit. Und wenn dein Robbi sogar mehr bunte Schuppen in dieser Woche bekommen hat, als er in der vorigen Woche hatte, dann hast du ganz großartig trainiert!

Deine Fortschritte

Mutti braucht wahrscheinlich dein Bett nur noch selten neu zu beziehen, weil du oft trocken durchschläfst und

an den anderen Tagen vielleicht nur deine Hose oder nur noch der Fühler und eine kleine Stelle von deiner Unterhose nass werden.

Übe noch ein bisschen weiter, denn du brauchst ja, wie du schon weißt, zwei ganz trockene Wochen, bevor Mutti unter deinen Robbi »geschafft« schreiben darf.

Schau, so kurz ist unsere Arbeitszeit heute, weil du so super bist und jetzt deine extralange Spielzeit auf dich wartet.

Genießt die Spielzeit

Weißt du, dass extralange Spielzeiten, die durch einen Gutschein zustande kommen, meist von meinen kleinen Patienten richtig geplant werden? Wir überlegen dann schon vorher, was wir in dieser tollen Zeit tun wollen, und bereiten vielleicht etwas vor, wenn wir z. B. basteln oder töpfern wollen. Manchmal möchte das Kind aber auch ein Spiel mitbringen, das richtig lange dauert. Oder es findet meinen Vorschlag ganz prima, in der nächsten Stunde auf unserem Garagenhof das Stelzenlaufen ein wenig zu lernen. Weißt du, wie anstrengend das ist, wenn man es noch nie gemacht hat und es ganz schnell lernen will?

Ich weiß es, und ich weiß auch, wie viel Freude es macht, wenn man es kann und die Fußbacken immer höher einzustellen wagt!

Und was macht ihr in eurer langen Spielzeit? Das würde ich jetzt gern wissen. Dass ihr ganz viel Spaß dabei habt, wünscht euch deine Frau Doktor.

Anleitung zum neunzehnten Schritt

Wie weit ist Ihr Kind? Konnten Sie bereits eine ganze trockene Woche erleben? Dann wissen Sie es jetzt sicher, dass Ihr Kind in kurzer Zeit kein Einnässproblem mehr haben wird. Auch wenn in dieser Woche noch eine schwarze Schuppe gemalt werden musste, dürfen Sie glauben, dass Sie bald am Ziel sein werden.

Das Weckgerät – noch ein Muss

Wenn Ihr Kind aber eine ganze Woche trocken durchgeschlafen hat, kann es sein, dass es darum bittet, das Klingelgerät nicht mehr anziehen zu müssen. Bitte bleiben

Sie hart. Das Gerät soll so lange getragen werden, bis das Kind wirklich 14 Nächte hintereinander trocken durchgeschlafen hat. Geben Sie auch einem noch so inständigen Betteln nicht nach.

Eine Ausnahme gilt

Möchte Ihr Kind aber wirklich sehr gern bei einem Freund oder bei Verwandten übernachten, weil es doch nun schon eine ganze Woche sein Bett nicht nass gemacht hat, so dürfen Sie für diese Nacht eine Ausnahme machen. Es kann Ihrem Kind ja sehr wichtig sein, dass der Spielkamerad, der von dem Training nichts weiß, das Weckgerät nicht sieht. Ich denke, dass Ihr Kind in einer solchen besonderen Nacht kein Einnässproblem haben wird. Wahrscheinlich wird es nicht sehr tief schlafen und ein- oder zweimal in dieser Nacht zur Toilette gehen. Auf jeden Fall sollten Sie aber zuvor mit dem Kind vereinbaren, dass in der folgenden Zeit das Weckgerät wieder getragen wird.

Überraschungen kann es immer geben

Es gibt keine Gesetzmäßigkeit für den Verlauf der letzten Wochen. Ich erlebe immer wieder Überraschungen. Manchmal setzt ein Kind richtig zum Endspurt an und wird ganz schnell endgültig trocken. Dann wieder scheint ein Kind fast den Rückwärtsgang eingelegt zu haben, und die Familie ist der Verzweiflung nahe. Doch glauben Sie mir, ich bleibe zuversichtlich, und auch dieses Kind wird trocken! Und das bleibt es, auch wenn ein Rückfall, den es einige Wochen nach dem Therapieende häufiger gibt, sofort wieder mit dem Weckgerät behandelt wird. Darüber werde ich später noch berichten. Jetzt haben Sie erst einmal genügend Grund, sich mit Ihrem Kind zu freuen.

Wenn das Ziel erreicht ist

Versuchen Sie, Ihr Kind zu motivieren, bald die als Ziel gesetzten zwei trockenen Wochen zu erreichen. Überlegen Sie sich, wie Sie die 14. bunte Schuppe in Folge feiern wollen.

Dann ist die Zeit da, in der Ihr Kind das Weckgerät am Abend nicht mehr anziehen soll. Nun kann es auch einen Freund zum Übernachten einladen, der von dem eigentlich doch schon bewältigten Einnässproblem Ihres Kindes nichts weiß. Wenn Ihr Kind sich auf einen solchen Über-

nachtungsgast freut, wird es mit großer Wahrscheinlichkeit trocken bleiben. Sie dürfen es ruhig wagen!

Neunzehnter Schritt

Nun, wie sieht dein Robbi aus? Hast du es vielleicht schon einmal geschafft, eine ganze Woche hintereinander oder vielleicht sogar noch ein paar Tage länger ein trockenes Bett am Morgen zu haben, ohne dass die Klingel geläutet und dich geweckt hat? Dann bist du wirklich toll bei der Sache, und Mutti kann stolz auf dich sein! Übe fleißig weiter, du hast sicher bald zwei ganz trockene Wochen geschafft. Dann bist du am ersten großen Ziel und sollst nur noch beweisen, dass du diese Leistung halten kannst.

Wenn es zu einem Rückfall kommt

Ich will euch schon jetzt erzählen, was bei meinen kleinen Patienten häufig passiert, wenn sie bereits einmal zwei Wochen oder sogar noch ein paar Tage länger trocken gewesen sind. Plötzlich sind da wieder mehrere nasse Nächte, manchmal sogar hintereinander. Dann kommt das Kind ganz traurig zu unserer Stunde, und auch die Mutter wirkt sehr enttäuscht. Beide lassen die Köpfe hängen und fragen mich: War all die Mühe umsonst? Natürlich nicht!

Das ist doch nur eine kleine Störung, so wie du nach einem Gewitter doch auch oft noch ein bisschen Donner hören kannst. Du hast dann doch auch nicht Angst, dass jetzt gleich wieder ein riesiges Gewitter folgen wird, oder? Bei dem Rumpeln, das du hörst, denkst du bestimmt: »Das macht nichts. Der Blitz, der diesen Donner verursacht hat, ist schon ganz weit weg. Die Gewitterwolken, aus denen der Blitz kam, kommen nicht mehr zurück.« Und so ist das auch mit dir und dem nassen Bett.

Sollte es dir in kurzer Zeit so ergehen, dann brauchst du dich nur daran zu erinnern, dass ich dir davon schon erzählt habe. Dann wirst du nicht so schrecklich enttäuscht sein und denken: »Sie will mich ja nur trösten!«

Zwei Erfahrungen, die immer wieder bestätigt werden

Deshalb sage ich dir schon heute, dass ich diese beiden Dinge ziemlich sicher weiß:

- Wenn ein Kind wirklich will, wird es trocken werden, auch wenn es vielleicht ein bisschen länger dauert.

- Wenn ein Kind schon ziemlich trocken war, und es kommt ein Rückfall, so wird es doch in kurzer Zeit endgültig trocken sein, wenn es noch ein wenig Geduld hat und so weiterübt, wie ich es ihm rate.

Warum ich das weiß? Weil ich es schon ganz oft erlebt habe, logo!

Warum also sollte es bei dir anders sein?

Jetzt geht es in den Endspurt

Nun denke ich aber, dass du noch fleißig übst, um die zwei Wochen hintereinander trocken zu bleiben. Vielleicht überlegt ihr einmal, ob ihr nicht den ein oder anderen Rat, den ich euch bisher gegeben habe, noch einmal ganz bewusst anwendet. Vielleicht willst du noch einmal ein Wettspiel machen, bei dem du dir etwas ganz Besonderes als Gewinn aussuchst. Oder du redest abends mit den Mäxen ein besonders strenges Wort. Oder hast du einen prima Reim, den du dir beim autogenen Training überlegt hast, der dir jetzt ganz oft hilft, morgens ein trockenes Bett zu haben?

Die Smileys freuen sich mit

Weißt du, ob Mutti schön brav das Protokoll von der Klingel führt? Manche Muttis malen in jede Spalte einer trockenen Nacht einen Smiley. Und wenn das Kind dann zu mir kommt, fragt es schon bei der Begrüßung: »Schätzen Sie einmal, wie viele Smileys habe ich?« Hat das Kind mehr, als ich geschätzt habe, so bekommt es eine etwas längere Spielzeit.

Du siehst, eigentlich spielen wir jetzt oft sehr lange und arbeiten gar nicht mehr hart, weil das Kind ja schon alles ziemlich gut kann. Es muss halt nur etwas sicherer werden und darf bei einem kleinen Rückfall nicht gleich ganz traurig sein. Der endgültige Erfolg kommt ganz bestimmt, weil das Kind ja schon so vieles gelernt hat. Das war bisher bei allen meinen kleinen Patienten so.

Dass der Erfolg auch bei dir ganz schnell kommt, das wünscht dir deine Frau Doktor.

Anleitung zum zwanzigsten Schritt

Dieser Teil des Programms erscheint manchen Kindern recht langweilig, weil es keine neuen Übungen mehr zu erlernen gibt. Sie haben keine Lust dazu, schon wieder einen Robbi anzumalen.

Abwechslung vom Robbi

Damit es nicht langsam zu »doof« und »immer das Gleiche« wird, könnte Ihr Kind zur Abwechslung eine Blume (siehe Anhang Seite 155) anmalen. Sie können sich aber auch irgendetwas anderes einfallen lassen, was Ihrem Kind Freude bereitet.

Manche meiner kleinen Patienten wünschen sich ein Puzzle oder ein Legofahrzeug, von dem sie dann für jede trockene Nacht eine Anzahl von Puzzleteilen oder Steinen bekommen, so dass sie in etwa zwei Wochen ihr Puzzle oder Fahrzeug fertig stellen können.

Wichtig ist, dass Ihr Kind weiter mit Spaß bei der Sache ist. Vergessen Sie nicht, Ihrem Kind hin und wieder zu sagen, wie froh Sie sind, dass Sie beide nun schon so kurz vor dem Ziel stehen.

Rückfall durch Stress?

Sollten Sie bei Ihrem Kind nach schon vielen trockenen Nächten nun plötzlich wieder mehrere nasse Nächte erleben, dann lesen Sie bitte nochmals nach, was ich Ihnen zum Thema »Stresstage« gesagt habe. Überlegen Sie gemeinsam, ob es etwas gibt, was Ihr Kind bedrückt, und versuchen Sie, am Abend herauszufinden, was für ein Tag es war. War es ein Belastungstag, dann haben Sie vielleicht doch die Möglichkeit, diesen noch zu verändern, so dass die folgende Nacht trocken bleiben kann

Das Ziel ist erreicht

Vielleicht aber blättern Sie in den Texten des vorherigen Kapitels und schauen dort, ob Sie aus der Trainingsanleitung für Kinder, die ohne Weckgerät geübt haben, noch die ein oder andere Anregung als Mutmacher für Ihr Kind aufgreifen können.

Jetzt in den letzten Wochen des Trainings, in denen der Monats-Robbi angemalt wird, gibt es eigentlich keinen Unterschied mehr zwischen den Therapiewegen. Die

Während dieses Programms waren manche Nächte so schlecht wie richtig übles Regenwetter, doch jetzt liegen sonnige Zeiten vor dir, und die Mühe hat sich gelohnt!

Wege haben sich getroffen, könnte man sagen, denn auf beiden Wegen haben die Kinder das Ziel erreicht, das da hieß: 14 Tage geschlafen zu haben, ohne dass das Bett nass geworden ist!

Das Weckgerät hat seinen Dienst getan

Auch Ihr Kind, das seinen Trainingsweg in den letzten Monaten mit dem Weckgerät ging, hat diesen »Helfer« nicht mehr oder nur noch in Ausnahmesituationen kurzzeitig nötig!

Zwanzigster Schritt

Wenn du zu den Kindern gehörst, die schon fast am Ziel sind, weil die Klingel schon richtig lange nicht mehr geläutet hat, und du nun plötzlich doch wieder durch die Klingel geweckt wurdest, wirst du vielleicht sauer sein. Ganz bald hättest du die 14. Schuppe bunt angemalt. Und nun ist da wieder diese Klingel! Du bist es jetzt aber endgültig leid. Noch einen Robbi willst du jetzt bestimmt nicht anmalen. Was brauchst du also? Mut und eine kleine Veränderung!

Eine Pause für Robbi

Du solltest wirklich deinen Robbi sich ein wenig ausruhen lassen. Vielleicht magst du etwas anderes anmalen? Schau in den Anhang. Dort findest du auf Seite 155 eine Blüte. Gefällt sie dir? Stell dir einmal vor, wie schön sie aussehen wird, wenn du sie ganz bunt angemalt hast.

Manche meiner kleinen Patienten wollen sie nur mit einer Farbe anmalen, z. B. mit Gelb. Dann wird es eine wunderschöne Sonnenblume. Eine solche gelungene Blume lassen die Kinder manchmal als Helferblume lieber im Kinderzimmer hängen, als einen Helferfisch. Weißt du, warum? Weil viele Kinder Blumen aufhängen und niemand ahnt, dass diese Blume eine Erfolgsblume bei einem »Pipi-ins-Bett-machen«-Problem ist.

Ein Grund, stolz zu sein

Meist malen die Kinder dann zum Schluss doch noch einen Monats-Robbi, den du im Anhang auf Seite 154 findest, schön bunt an und hängen ihn auf. Wenn der fertig ist, haben sie es nämlich ganz richtig geschafft. Sie haben bewiesen, dass sie sehr viele Wochen hintereinander kein nasses Bett mehr hatten.

Nun sind sie so stolz auf sich, dass sie einem richtig guten Freund manchmal gern erzählen, was der Robbi bedeutet und wie er ihnen geholfen hat, ein Problem, das sie einmal hatten, nicht mehr zu haben.

Du kannst anderen helfen

Da die meisten Menschen irgendwann irgendwo ein Problem haben, werden meine kleinen Patienten oft recht erfinderisch, um ihren Freunden bei deren Problemen als Helfer zur Seite zu stehen. Sie machen ihnen Mut, indem sie ihnen sagen: »Ich habe es geschafft, und du wirst es auch schaffen!« Und wenn ein solcher Freund dann sehr skeptisch fragt: »Woher weißt du das?«, was werden sie dann antworten? Richtig: »Weil ich es bei mir selbst erlebt habe, logo!«

Dein Weckgerät hat ausgedient

Wenn du zu den Kindern gehörst, die nun bereits zwei Wochen hintereinander trocken sein können, bist du am ersten wichtigen Ziel. Und ich sage dir: Du brauchst dein Weckgerät nie mehr anzuziehen, wenn du auch weiterhin trocken bleibst.

Du kannst es in deinen Schrank legen. Dort kann es sich ausruhen.

Dein Monats-Robbi macht auch anderen Mut

Bravo, das hast du ganz großartig gemacht!

Du solltest jetzt den Monats-Robbi anmalen, um uns allen zu beweisen, dass dein großartiger Erfolg anhält. Außerdem ist ein solcher Robbi ein »Super-Mutmacher-Helfer-Fisch« für dich, wenn dir später mal ein kleiner Rückfall passieren sollte, oder er ist es für ein anderes Kind, das auch ein Einnässproblem hat und dem du dann bei seinem Training ganz viel Mut machen kannst.

Wenn kleine Störgewitter aufziehen

Wenn du in dieser Zeit des Monats-Robbis einmal ein nasses Bett hast, dann macht das nichts. »Einmal ist keinmal« – kennst du dieses Sprichwort? Einmal ein nasses Bett zu haben, das kann doch wirklich jedem passieren.

Wenn du aber in einer Woche doch noch einmal zwei nasse Nächte erleben solltest, dann zieh einfach das Weckgerät wieder an. Es ist nicht schlimm und geht auch ganz bestimmt nicht wieder alles von vorne los. Es ist nur eine kleine Störung, eine Unsicherheit, und du weißt ja, dass das Gerät ein Freund und »Helfer« ist. Also zieh es nur ruhig an. Du wirst sehen, dass du ganz schnell wieder 14 trockene Nächte erleben wirst. Dann legst du dein Weckgerät wieder in den Schrank. Es kann sein, dass du es nie mehr brauchst, es kann aber auch sein, dass noch ein- oder zweimal eine kleine Störung kommt. Das macht aber nichts.

Wir erleben das auch hin und wieder und sagen uns: »Das ist nur ein kleines Gewitter, das schnell vorüberziehen wird, und keine riesengroße Katastrophe.«

Bald ist der Monats-Robbi ganz bunt

Nun heißt es nur noch zu beweisen, dass du auch richtig lange, viele Wochen hintereinander dein Bett nachts nicht mehr nass machst.

Nun ist es wirklich nur noch ein winziger Schritt. Du siehst, es hat sich gelohnt, das du monatelang gut mitgearbeitet hast. Du hast in erster Linie aus eigener Kraft dein Problem beseitigt, doch Mutti und die anderen »Helfer« haben dich tatkräftig unterstützt.

Die Kinder in meiner Praxis kommen nicht mehr wöchentlich zu mir, wenn sie einen Monats-Robbi anmalen. Dazu brauchen sie mich nun wirklich nicht. Und Mut haben sie nun ganz viel. Manchmal rufen sie mich an und erzählen mir, wie schön es jetzt bei Ihnen zu Hause ist, wie sehr sie sich auf den nächsten Schulausflug oder die Ferien bei Verwandten freuen. Wenn der Monats-Robbi fertig ist, kommen die meisten noch einmal zu einer ganz tollen Spielstunde. Dann erfahre ich, welcher ganz große Wunsch in Erfüllung gegangen ist als Belohnung für den schönen, bunten Monats-Robbi.

Wenn man auf Nummer Sicher gehen will

Weißt du, dass meine Patienten mir manchmal erzählen, dass sie ihr Weckgerät bei der ersten Ferienreise nach dem Trockenwerden in den Koffer gepackt haben, nur so zur Sicherheit? Ich glaube, keiner von ihnen hat es je gebraucht, aber es wäre da gewesen für den Fall der Fälle. Und das hat schon gereicht, damit das Kind sich sicher fühlen und trocken durchschlafen konnte.

Und der Urlaub war zum ersten Mal so richtig schön!

Das sagt dir deine Frau Doktor.

Was ich noch sagen wollte

Wenn doch einmal ein richtiger Rückfall dir Sorgen macht, dann lies gemeinsam mit Mutti den neunzehnten Schritt aus dem vorigen Kapitel. Ihr habt doch jetzt so viel Übung im Mutmachen und Etwas-Schaffen, dass ein kleiner Rückfall von euch ganz schnell beseitigt wird, stimmt's?

Schlussbetrachtung

Ein ganz großes Lob gebührt Ihnen, da Sie nun dieses Buch weglegen können, weil Ihr Kind mit Ihrer Hilfe trocken geworden ist. Sie haben trotz mancher, vielleicht schwerer Zweifel durchgehalten, haben an den Erfolg Ihres Kindes geglaubt und damit maßgeblich zum Erfolg – Ihrem gemeinsamen, großen Erfolg – beigetragen.

Eine große Herausforderung

Vielleicht standen Sie in diesen vergangenen Monaten zum ersten Mal vor einem Problem, das so lange so viel Ausdauer und wirklichen Einsatz von Ihnen und Ihrem Kind forderte. Sie haben durchgehalten und sich bewie-

sen, wie stark jeder von Ihnen beiden sein kann! Denn Sie haben die Hoffnung auf einen Erfolg nicht aufgegeben, obwohl Sie vor dem Einsatz des Weckgeräts wahrscheinlich eine entmutigende Zeit zu überstehen hatten. In dieser Phase, in der es meist der Mutter sehr schwer fällt, an einen Erfolg zu glauben, scheint auch das Kind oft sehr mutlos zu sein. Sätze wie »Lass uns aufhören, ich bin halt ein Bettnässer, das ist nicht zu ändern!« können sehr bedrückend sein, aber einem auch die Kraft geben, diesen Inhalt nicht zu akzeptieren.

In dieser Situation zeigen Mütter oft plötzlich erstaunlich viel Kraft und Bereitschaft zum weiteren Üben.

Das Verhältnis zwischen Ihnen und Ihrem Kind

Sie wissen, dass Sie und Ihr Kind einander geholfen haben. Sie waren ein wichtiger Mutmacher für Ihr Kind. Aber vielleicht haben Sie auch an dem ein oder anderen Tag während dieses Trainings gespürt, dass Sie nahe daran waren aufzugeben. In solchen Momenten hat vielleicht die Erwartung auf Zuversicht und Hilfe von Ihnen, die aus den Augen Ihres Kindes sprach, Ihnen die Kraft gegeben, weiter diesen Weg zu gehen.

Ich meine des Öfteren, am Ende einer Therapiezeit eine veränderte Beziehung zwischen Mutter und Kind zu bemerken. Die unterschiedlichen Persönlichkeiten von Mutter und Kind treten für mich deutlicher hervor. Sie »hängen« weniger aneinander, sondern sie lassen stolze, sichere Verbundenheit erkennen. Sprechen wir darüber, so sagt die Mutter meist, das Kind sei selbstsicherer, fröhlicher und erwachsener geworden. Und es klingt viel Freude, Stolz und Einverständnis, manchmal auch ein wenig Wehmut wegen des Erwachsenwerdens aus diesen Worten. Eine solche Mutter hat aber erkannt, dass das Kind ihr nahe ist, auch wenn es mit jedem Tag und jedem kleinen Entwicklungsschritt ein Stückchen weiter in sein eigenes Leben wächst.

Der Erfolg macht stark und selbstbewusst

Mutter und Kind haben erfahren, dass sie mutig Probleme angehen können. Sie wissen nun, dass sie erfolgreich sein können, wenn sie den für diesen Menschen und dieses Problem richtigen Weg suchen, denn es gibt meist mehrere Wege, die ans gleiche Ziel führen.

Wo findet man ein Trainingsprogramm für Jugendliche und junge Erwachsene?

Da es zahlreiche Jugendliche und auch einige Erwachsene gibt (1–2 % der 18-Jährigen leiden an einer Enuresis nocturna), die das Problem des häufigeren nächtlichen Einnässens haben, bekam ich gelegentlich Anrufe, in denen mir etwa Folgendes mitgeteilt wurde:

Nach einem jahrelangen Dasein voller Schamgefühle, nach zahlreichen Versuchen, das Problem des Bettnässens in den Griff zu bekommen, und immer wieder neuen Rückschlägen habe der Hinweis auf das Selbsthilfe-Programm Freude, Mut und Zuversicht aufleben lassen. Nun halte der Anrufer das Buch in der Hand und sei enttäuscht, denn es handele sich ja um ein Übungsprogramm für kleine Kinder. Damit kann doch eine/ein 20-Jährige(r) nichts anfangen, oder?

Ich kann diese erste Enttäuschung nachempfinden. Ich möchte aber dennoch den so Betroffenen Mut machen, das Buch zu lesen. Sie können sich aus den einzelnen Abschnitten, sowohl aus denen der Anleitung für den Helfer als auch aus den Abschnitten der einzelnen »Schritte« Wissen über Ihr Problem holen. Die in den einzelnen Schritten angegebenen Übungen können Sie ebenso trainieren wie ein Kind.

Jeder, der eine reife Blasenkontrolle erwerben will, um nie mehr in einem nassen Bett aufwachen zu müssen, benötigt dazu zwei Dinge:

1. Er muss Reifungsschritte, die bisher nicht gemacht wurden, nachholen (dies geschieht in Verlauf des Trainings fast unbemerkt).
2. Er muss eine Lernleistung vollbringen (durch einen eigenen großen Einsatz kann diese Leistung gefördert werden).

Wenn Sie diesem Programm folgen, indem Sie die einzelnen Übungen trainieren, werden auch Sie Erfolg erleben. Ihnen empfehle ich, wenn Sie nicht in den ersten Wochen schon richtig große Erfolge verbuchen können, frühzeitig ein Weckgerät zu benutzen, denn ich glaube, dass Sie einen »wirklich starken«Helfer brauchen.

Belohnen Sie sich selbst mit altersgerechten Token-Werten. Auch das kann Freude und Mut machen!

Nur selten hat jemand so viel Glück, wie jene Jugendliche, die nach anfänglichem Zorn über das »Kleinkinderbuch«, welches ihr der Hausarzt empfohlen hatte, mir bei einem späteren Telefonat mitteilte, dass ihr Freund das Eintauschen der Token übernommen habe. Dieser Freund war in düsteren Zeiten ein echter Mutmacher.

Sie, Ihr Kind, ja die ganze Familie haben erfahren, was es bedeutet, gemeinsam stark zu sein. Eine wertvolle Erfahrung!

Beispiele aus der Praxis

Sie werden es auch an den Fallbeispielen sehen: Der Erfolg stellt sich über kurz oder lang ein, egal, wie hoffnungslos die Situation manchmal scheint. Der Glaube an diesen Erfolg und die Beharrlichkeit werden belohnt.

Sie haben in den bisherigen Kapiteln dieses Buchs einerseits grundlegende theoretische Informationen über den Problembereich Bettnässen erhalten, andererseits habe ich Ihnen ein umfangreiches Programm mit Anleitungen und Vorlesetexten zum Trockenwerden Ihres Kindes an die Hand gegeben. In den nachfolgenden Fallbeschreibungen möchte ich Ihnen zeigen, dass Sie und Ihr Kind mit seinem Problem bei weitem nicht allein sind und dass es so viele Wege zum Erfolg gibt wie Patienten, die zu mir in die Sprechstunde kamen.

Katharina

Katharina war sechs Jahre alt und nässte noch regelmäßig bis auf ganz seltene Ausnahmen jede Nacht ein. Sie hatte einen vierjährigen Bruder, der seit einigen Monaten trocken durchschlief. Den Eltern war aufgefallen, dass sich das Mädchen seit dem letzten Besuch der Großmutter immer mehr zurückzog und den Bruder häufiger kniff oder schlug, obwohl er ihr nichts getan hatte.

»Es muss etwas vorgefallen sein«, meinte die Mutter, »denn so kennen wir unsere Tochter nicht.«

Die Eltern hatten Katharina liebevoll befragt, doch das Kind schwieg abweisend. Passierte dem Bruder ein kleines Missgeschick, blühte Katharina auf, schmiegte sich an die Mutter und wollte immer wieder bestätigt bekommen, dass sie im Alter von vier Jahren nicht so ungeschickt gewesen war. An einem solchen Tag spielte Katharina sehr gern in Mutters Nähe und wollte häufig hören, dass sie Muttis großes vernünftiges Mädchen sei.

Manchmal bedarf es eines Anstoßes von außen, von einem etwas entfernter stehenden Familienmitglied, das trotzdem in die »Geheimnisse« der Familie eingeweiht ist, um den Stein ins Rollen zu bringen.

Großmutters Rat

Die Frage, ob sich seit dem Besuch der Großmutter etwas in der Familie verändert habe, wurde verneint. Erst im weiteren Gespräch zeigte sich, dass nach diesem Besuch keine Windelhosen mehr gekauft worden waren. Zwar hatte Katharina noch die in der Familie vorhandenen Pampers getragen, aber die Mutter war dem Rat der Großmutter gefolgt und hatte keine neue Packung besorgt. Hatte die Großmutter doch zu bedenken gegeben, dass Katharina nicht trocken werden könnte, wenn sie das Einnässen dank der saugfähigen Windel nicht bemerke.

Die neue Situation

Wie hatte Katharina diese Veränderung erlebt? Ihr Einnässen war für sie normal; der Bruder tat es ja auch. Die Pampers wurden am Morgen entsorgt, das Bett war trocken geblieben. Es gab also kein Problem.

Nun wurde der Bruder trocken. Katharina erfuhr, dass die Eltern sich darüber sehr freuten. Der Bruder konnte etwas, was sie nicht konnte. Eine Verunsicherung war da. Da die Mutter aber unverändert liebevoll mit Katharina umging und die Pampers eine wirkliche Belastung durch das Einnässen verhüteten, war für Katharina die Welt in Ordnung, bis die Großmutter kam.

Katharina hatte zwar noch eine kurze Zeit weiterhin nachts Pampers getragen, aber sie hatte erleben müssen, dass der kleine Bruder als »Omas Großer« gelobt wurde und sie nun »wegen ihm« und der Großmutter auf die Windelhose verzichten musste. Das bedeutete aber, an jedem Morgen ein nasses Bett zu haben und zunehmend Enttäuschung, vielleicht sogar Ekel bei der Mutter zu erleben.

Katharinas Entscheidung

Für Katharina war der kleine Bruder der Schuldige, der aus einer fröhlichen Morgenstunde eine bedrückende, kränkende Situation gemacht hatte. Lag es nicht nahe, dass sie ihn dafür strafen wollte?

Das Mädchen antwortete erwartungsgemäß auf die Frage »Wer will, dass du keine Pampers mehr anziehst?«

mit »Omi!«. Sie erzählte weiter, dass die Windelhose doch sehr praktisch sei und sie nicht wisse, warum Mutti nun so gern dauernd wasche. Erstaunt horchte sie auf, als ihr gesagt wurde, sie könne ganz allein entscheiden, was sie wolle: entweder ab morgen wieder Pampers tragen oder lernen, wie sie ganz schnell trocken wird.

Ungläubig schaute Katharina von einem zum anderen, bevor sie ein Lächeln zeigte, zur Mutter auf den Schoß kletterte, sie umarmte und »trocken werden« sagte.

Ein schneller Erfolg

Dieses Mädchen ging wirklich mit Siebenmeilenstiefeln durch das Trainingsprogramm. Sie hatte sich das Ziel gesetzt, bis zur Einschulung trocken zu sein. Sie überraschte mich von Woche zu Woche mit ihren Erfolgen. Sie wollte und sie schaffte viel.

Und als dann doch ein heftiger Rückschlag kam, der das gesetzte Ziel zu gefährden schien, hatte die Großmutter einen wunderbaren Vorschlag. Sie lud Katharina zu sich nach Süddeutschland ein, weil dort die Sonne schien, während es bei uns sehr viel regnete. So kam Katharina aus ihrer »Regenfront« heraus. Der »Wetterbericht«, den die Eltern am Telefon hörten, zeigte tatsächlich »Sonne«. Katharina ist dann auch zu Hause trocken geblieben.

Diese Familie hat gezeigt, welchen Stellenwert die Zuversicht in diesem Programm hat. Nicht immer gelingt es, einen solchen geraden Erfolgsweg zu gehen.

Wenn das Ziel nahe ist, lohnt es sich noch einmal, alle Kräfte zu mobilisieren.

Konrad

Konrad, zehn Jahre alt, war das dritte von vier Kindern der Familie. Er nässte zu Hause in jeder Nacht ein, im Urlaub aber war sein Bett meist trocken geblieben. Eine mögliche Erklärung dafür lag in der unterschiedlichen Familienatmosphäre zu Hause und am Urlaubsort. Im Alltag gab es häufig Auseinandersetzungen der Familie mit dem ältesten, recht oppositionellen Sohn, die der sehr friedliebende Konrad nur schwer ertrug.

Ausnahmesituation Urlaub

In den Urlaubswochen widmeten sich die Eltern fast ausschließlich den Kindern. Konrad genoss diese Zeit, in der auch der große Bruder, den er wegen seiner zahlreichen Interessen und Fähigkeiten sehr bewunderte, an den Unternehmungen der Familie bereitwillig teilnahm, oder mit ihm sportlichen Betätigungen (Schwimmen, Skilaufen) nachging und dabei Konrads gute Leistungen anerkannte.

Da die Eltern des Jungen beruflich sehr stark engagiert waren – die Mutter arbeitete trotz der großen Familie mit viel Freude in Teilzeitarbeit in einem sozialen Beruf –, fanden sie nicht immer die Zeit für Konrad, die dieser sich wünschte.

Lange hatte der Junge das Einnässen als ein Problem angesehen, mit dem er die Mutter möglichst nicht belasten wollte. Da Konrad sehr zierlich war, konnte er noch handelsübliche Pampers tragen, so dass durch sein Einnässen kein wesentlich vermehrter Wäscheanfall zustande kam.

Da der Junge im Sommer an einer mehrtägigen Klassenfahrt unbedingt teilnehmen wollte, er aber fürchtete, in der Jugendherberge nachts einzunässen, drängte er die Mutter, ein Training zu beginnen.

Konrads Ehrgeiz

In den ersten Wochen des Trainingsprogramms war Konrad recht erfolgreich. Er steckte sich von Woche zu Woche sehr hohe Ziele, die er bald nicht mehr erreichen konnte, war aber nicht bereit, kleinere Erfolgsschritte zu akzeptieren. Er wollte den Mut nicht verlieren, strapazierte aber die Eltern und Geschwister sehr häufig mit Reden über das Training und seinen großen persönlichen Einsatz. Es blieb nicht aus, dass der Junge bald anstelle von Zuwendung und Unterstützung Ablehnung oder Nichtbeachtung von den einzelnen Familienmitgliedern erfuhr.

Da die Familie Krankheit und Tod des Großvaters und weitere Erziehungsprobleme bei den älteren Geschwistern bewältigen musste, rückte das Einnässproblem des Jungen völlig in den Hintergrund, und das Training wurde bald eingestellt.

Hat das Kind den ausdrücklichen Wunsch, nicht so stark beim Programm unterstützt zu werden, so ist es sicher besser, nicht gegen seinen erklärten Willen zu handeln. Das ist jedoch eine Ausnahme, denn meist brauchen die Kinder die vermehrte Aufmerksamkeit.

Der zweite Anlauf
Einige Monate später begann der Junge erneut mit dem Training. Er konnte akzeptieren, dass er mit sich Geduld haben musste.

Da er das Programm gut kannte, erhielt er auf eigenen Wunsch nur eine begrenzte Unterstützung durch die Mutter.

Konrad erlebte Erfolge und konnte bald zulassen, dass ihm die Mutter bei geringerem Erfolg wieder zur Seite stand. Gemeinsam schafften Mutter und Kind das endgültige Trockenwerden.

Robert

Robert, neun Jahre alt, hatte zwei ältere Geschwister und einen einjährigen Halbbruder. Sein regelmäßiges Einnässen wurde bisher von der zweiten Frau seines Vaters mit viel Geduld ertragen. Seine leibliche Mutter, bei der er jedes zweite Wochenende mit seinen älteren Schwestern verbrachte, hatte das Einnässen als nicht zu ändernd hingenommen, dieses »Schicksal« also akzeptiert.

Die Eltern hatten seit der Einschulung des Jungen immer wieder versucht, durch viel Zuwendung und kleine Versprechen ein Trockenwerden zu erreichen, waren aber letztlich erfolglos geblieben. Auch ein Versuch mit dem Einsatz eines Weckgeräts war gescheitert. Dennoch hofften Eltern und Kind, dass nun ein Weg begonnen wurde, der zum Erfolg führen würde.

Nicht nur Robert war sehr motiviert mitzuarbeiten, sondern alle in der Familie nahmen Anteil, indem sie den Jungen anspornten und Freude über kleinste Veränderungen zeigten. Das half dem Jungen natürlich sehr.

Die Vorgeschichte
Robert schrieb in seinen Tokenplan den Wunsch, »im Kinderbett zusammen mit dem Brüderchen schlafen zu dürfen«, ein lang gehegter, bisher unerfüllter Wunsch. In seinem Unterbewusstsein sehnte er sich nach der heilen Welt, die zerstört worden war, als die Mutter in seinem dritten Lebensjahr die Familie verließ. Der Vater hatte mit Hilfe der Großeltern über eine längere Zeit die Kinder betreut und war nach Jahren eine zweite Ehe eingegangen. Robert hatte regelmäßig Kontakt zur leiblichen Mutter, die ihn sehr verwöhnte. Doch musste er auch jahrelang erbitterte Auseinandersetzungen der Erwachsenen miterleben, bevor die jetzige Familienkonstellation gerichtlich gesichert wurde. Obwohl Robert nun das Bild eines glücklichen Kindes bot, das Geborgenheit in seinem jetzigen Zuhause und auch liebevolle Zuwendung bei den regelmäßigen Kontakten mit der leiblichen Mutter erlebte, hatte er sein frühes Trauma nicht ausreichend verarbeitet.

Erste Erfolge
Bezüglich seines Belohnungswunsches überzeugte ein kurzes Gespräch die Mutter, dass ihr kleiner Sohn keinen

Schaden nehmen würde, wenn beide Kinder in einer solchen Nacht nicht die gewünschte Ruhe fänden. Robert genoss es, am Morgen wie ein Baby aus dem Bettchen geholt zu werden. Er kündigte an, für die nächste bunte Schuppe wolle er mit »einen Tag gefüttert und herumgetragen werden« belohnt werden. Der Wunsch wurde akzeptiert, doch tauschte er seine zweite bunte Schuppe dann doch lieber gegen »mit Papa auf dem Schlagzeug spielen« ein.

Richtig wach werden

Roberts Erfolge waren sehr schwankend. Deshalb wurde das in der Familie vorhandene Weckgerät eingesetzt. Trotz des Weckgeräts und der Bemühungen durch Vater oder Mutter wurde der Junge nachts nicht richtig wach. Er ging wie ein Schlafwandelnder zur Toilette und erledigte, was von ihm verlangt wurde, ohne wirklich zu wissen, was er tat. Robert brauchte einen Anreiz, der so verlockend für ihn war, dass er wach werden wollte. Und dieses Ziel sollte möglichst häufig erreicht werden.

Der Vater hatte einen Vorschlag, der bei dem Jungen auf große Freude stieß: Da Vater und Sohn begeisterte Anhänger eines bekannten Fußballvereins waren, sollte jeden Abend ein anderer Name eines Spielers dieses Vereins vereinbart werden, den der Junge, sobald er nachts durch die Klingelhose und die Eltern geweckt wurde, nennen sollte. Nannte er den richtigen Namen, so bekam er einen Punkt. Waren elf Punkte erreicht, so wollten Vater und Sohn zu einem Spiel dieser Mannschaft gehen. Robert wurde von nun an wach und wusste den jeweiligen Namen! Er bekam bald seine Belohnung.

Hindernisse kurz vor dem Ziel

Die Bedingung für das Erlangen eines Punktes wurde im weiteren Verlauf umgewandelt in »allein von der Klingel geweckt werden und richtig wach sein«. Denn es ist ein Ziel dieses Behandlungsprogramms, dass der kleine Patient lernt zu akzeptieren, dass das Einnässen sein persönliches Problem ist. Er kann es durch seinen Einsatz verändern und beseitigen. Die Hilfen, die er durch die Eltern und dieses Programm erhält, können ihn letztlich nur in seinem Tun unterstützen.

Robert hatte nun wirklich viel Erfolg. Doch als er dem Ziel schon recht nahe war, kamen Rückschläge. Aber in

Roberts Familie fand sich auch in trüben Tagen immer einer, der ihm sagte: »Und ich bin sicher, dass du es doch schaffst.«

Wenn die Freude zu sehr aufregt

Und so schaffte der Junge sein Ziel. Er hatte viele Wochen morgens ein trockenes Bett erlebt, als in größeren Abständen das Einnässen wieder auftrat. Der Mutter fiel auf, dass es immer vor einem besonders schönen Tag stattfand. Konnte es sein, dass auch freudige Erwartung bei diesem Jungen, dessen Schwachpunkt die Blase war, zum Einnässen führte? In der Tat traf das zu. Wenn Robert vor Freude und Erwartung »schrecklich« aufgeregt war, nässte er ein. Die Mutter lieferte den Beweis, dadurch dass sie folgenden Versuch mehrmals wiederholte: An einem Abend vor einem besonderen Tag nahm sie sich nun viel Zeit für den Jungen. Indem sie mit ihm über die große Vorfreude sprach, baute sie das Schrecklich-aufgeregt-Sein ab und half ihm, glücklich einzuschlafen. Und das Bett blieb trocken!

Jens und Oliver

Die Brüder Jens und Oliver waren zehn und neun Jahre alt und hatten nachts stets Windelhosen getragen. Da es unter den Geschwistern der Eltern ebenfalls Bettnässer

Ein eindrucksvolles Beispiel für die starken Einflüsse, die psychische Faktoren haben können, ist das Einnässen vor Aufregung anlässlich eines mit besonderer Freude erwarteten Ereignisses.

bis ins höhere Schulalter gab, wollten die Eltern Geduld haben.

Die Jungen waren sehr gute Schüler und bei Gleichaltrigen beliebt. Damit trat bereits im Kindergartenalter das Problem des auswärtigen Übernachtens auf. Die Mutter löste es, indem sie erklärte, die Kinder könnten gern den Tag in einer anderen Familie verbringen, sie wünsche aber, dass sie im Elternhaus schliefen. Dies wurde von den Freunden akzeptiert.

Ausgefeilte Strategien

Als aber das dritte Kind der Familie, ein fünf Jahre jüngeres Mädchen, früh sauber wurde, begannen die Jungen zu fürchten, dass Spielkameraden, die im Bad ein Paket Windelhosen sehen könnten, »ihr schlimmes Geheimnis« erraten könnten. Wenn es an der Haustür klingelte, sauste Oliver ins Bad, um zu kontrollieren, ob Pampers zu sehen waren. Erst danach durfte geöffnet werden.

Das Trockenwerden der Schwester hatte bei den beiden Brüdern, die sich schon gut in ihre Situation eingelebt zu haben schienen, das Problem erneut aufs Tapet gebracht, und zwar mit einer Deutlichkeit, die zum Handeln zwang.

Wurde ein Besuch mit Übernachtung bei einer anderen Familie notwendig, so weckten die Eltern die Söhne in jeder Nacht mehrmals, um ein Einnässen zu verhindern. Beim mehrtägigen Schulausflug, den der zehnjährige Jens sehr gefürchtet hatte, war die Mutter als Begleitperson mitgefahren, damit sie für das nächtliche Wecken zur Verfügung stand. Nur so wurde für Jens die Teilnahme möglich.

Jens beginnt das Programm

Mehrere Behandlungsversuche einschließlich eines kurzen Einsatzes einer Klingelhose waren in den letzten Jahren unternommen und erfolglos abgebrochen worden. Dadurch waren Motivation und Hoffnung auf einen bleibenden Erfolg bei der Mutter ziemlich gering.

Beim Trainingsbeginn zeigten die Jungen recht viel Zuversicht, da sie gehört hatten, dass ein ihnen bekanntes Kind sein Einnässerproblem auf diesem Weg bewältigt hatte.

Um keine Konkurrenz zwischen den Jungen um mehr oder weniger Erfolg aufkommen zu lassen, sollte innerhalb der Familie entschieden werden, welcher der beiden als Erster mit dem Training beginnen sollte. Die Entscheidung traf Oliver, indem er großzügig erklärte, Jens solle den Anfang machen, da er der Ältere sei.

Da Jens deutlich weniger selbstsicher war als sein Bruder, war es sicher günstig, dass er seinen Weg unbeeinflusst gehen konnte.

Die Strategie der kleinen Schritte

Jens erlebte zu Beginn schnell einige trockene Nächte, obwohl er früher in jeder Nacht mehrmals eingenässt hatte. Dies führte dazu, dass der Junge sich selbst einen unrealistischen Erfolgsplan aufstellte, den er nicht einhalten konnte. In seinen Augen versagte er, und so formulierte er den Satz: »Dann bin ich eben der Bettnässer der Familie und werde es immer bleiben. Oliver wird es sicher schaffen.«

Dieser Satz voller Resignation erschütterte die Mutter. Da sie zu diesem Zeitpunkt noch nicht recht an einen kommenden Erfolg glauben konnte, hätte es Jens wenig geholfen, wenn sie Zuversicht zu heucheln versucht hätte. Doch sie schaffte es, mit den Kindern offen darüber zu sprechen, dass sie sehr gern an einen Erfolg glauben wollte und dass sie gemeinsam kleine Erfolgsschritte suchen und finden wollten. Hilfreich war für Jens, dass der Vater einen endgültigen Erfolg seit Beginn des Trainings nie bezweifelt hatte.

Jens' Fische wurden langsam bunter, und seine Hoffnung wuchs.

Die Bedürfnisse mancher Kindern werden dann leicht »übersehen«, wenn die Geschwister Probleme machen.

Oliver zieht nach

Nun wollte auch Oliver endlich seine Trainingsstunde bekommen. Jens fühlte sich dadurch nicht verunsichert. So begann Oliver seinen erstaunlichen Erfolgsweg. Kurze Zeit schlief er nachts mit der Klingelhose, dann wollte er beweisen, dass er auch ohne Klingel entweder immer häufiger trocken durchschlafen oder bei Harndrang aufwachen würde. Da er schon in den Wochen zuvor das Training des Bruders miterlebt, manchen Trainingsvorschlag schon beherzigt hatte und ein sehr ehrgeiziges Kind war, hatte er wirklich viel Erfolg. Jens ließ sich dadurch nicht entmutigen, sondern fühlte sich eher angespornt, sich nicht von Oliver überflügeln zu lassen. Bei der Mutter wuchs mit der zunehmenden Zahl von trockenen Nächten ein echter Glaube an ein endgültiges Trockenwerden der Kinder, und die Jungen erreichten ihr Ziel fast gleichzeitig.

Belgin

Belgin war ein türkisches Mädchen von knapp sechs Jahren, dessen Familie schon länger in Deutschland lebte.

Das Mädchen war einige Male ein bis zwei Wochen hintereinander nachts trocken gewesen, nässte nun aber seit Monaten wieder jede Nacht ein.

Belgin hatte eine vier Jahre ältere Schwester, die im Alter von zwei Jahren eine großflächige Verbrühung an Kopf und Oberkörper erlitten hatte. Bedingt durch diesen schrecklichen Unfall, wurden in den folgenden Jahren zahlreiche Krankenhausaufenthalte und Operationen bei der Schwester notwendig. Das Leben der Familie war durch diesen Unfall stark geprägt worden. Belgin wurde während der zahlreichen Krankenhausaufenthalte der Schwester, bei denen die Mutter als Begleitperson anwesend war, von der Großmutter liebevoll betreut.

Der Erfolg regelmäßigen Trainings

Belgin war sich bewusst, dass Einnässen in ihrem Alter nicht die Regel war, und ließ deutlich erkennen, dass sie sich schämte.

Da die Einschulung und damit bald ein Aufenthalt in einer Jugendherberge bevorstanden, wollte die Mutter mit der Anleitung dieses Buches das Einnässproblem durch Selbsthilfe bewältigen.

Mutter und Kind führten zu Hause regelmäßig wöchentliche Trainingsstunden und Spielzeiten durch. Belgin genoss es, nun ebenfalls wirklich wichtig zu sein und von der Mutter viel Zeit und Zuwendung zu bekommen. Sie zeigte sich schnell sehr erfolgreich in ihrem Training. Sie erhielt viel Anerkennung von den Eltern, Großeltern und der Schwester. Da sie nach wenigen Wochen nur noch ein-, selten zweimal pro Woche einnässte, wurde das Training nach Aussage der Mutter »nicht mehr so regelmäßig durchgeführt und bald ganz eingestellt«. Das Einnässen des Mädchens nahm wieder zu. Während eines erneuten kurzen Aufenthalts der Schwester im Krankenhaus wegen einer kosmetisch-chirurgischen Operation begann Belgin, wieder jede Nacht und gelegentlich auch am Tag einzunässen.

Durchhalten führt zum Ziel

Durch dieses Alarmzeichen aufgeschreckt, beschlossen die Eltern, das Training wieder aufzunehmen. Sie versprachen dem Mädchen, dass der Vater die wöchentliche Stunde übernehmen werde, falls ein erneuter Krankenhausaufenthalt von Schwester und Mutter notwendig werden sollte.

Belgin erzielte in den folgenden Wochen gute Erfolge, war sehr stolz auf sich und freute sich auf die Schule. Noch vor Schulbeginn wurde sie endgültig trocken und ist es seither ohne Rückfall geblieben.

Richard

Richard war ein siebeneinhalb Jahre alter Junge, der sehr häufig nachts einnässte. Er hatte nach der Trennung seiner Eltern bei der leiblichen Mutter gelebt, war aber, nachdem diese eine neue Bindung eingegangen war, zum Vater und dessen zweiter Ehefrau übersiedelt. In dieser Familie gab es eine kleine Schwester. Die neue Mutter kümmerte sich liebevoll um den Jungen, doch das Einnässen hielt an.

Der Vater als Helfer

Die Familie, die in einer entfernten Stadt lebte, hörte von dem Trainingsprogramm und wollte einen Selbsthilfeversuch beginnen. Erfreulicherweise entschloss sich der Vater, als »Helfer« die wöchentliche Trainingsstunde und Spielzeit mit seinem Jungen zu übernehmen, und stand zu seinem Wort. Die Mutter freute sich darüber sehr, lassen sich doch Väter nur selten so intensiv in die Arbeit zur Lösung eines Problems ihres Kindes einbinden! Und für Richard war es eine ganz besondere Freude, dass der Vater nun seinetwegen immer mittwochs pünktlich nach Hause kam, weil ja ihre gemeinsame Arbeits- und Spielzeit stattfinden sollte.

Geduld und Beharrlichkeit werden belohnt

Richard machte anfangs langsam, aber kontinuierlich Fortschritte. Er erlebte leider auch Rückschläge, doch die Eltern fanden immer wieder einen Weg, um dem Kind Mut zu machen, ihm zu versichern, dass der jeweilige Misserfolg nur vorübergehend sein würde.

Sicher war es für die Mutter nicht einfach, als Richard nach einer längeren Zeit des Trockenseins plötzlich wieder jede Nacht einnässte. In diesen Wochen begann die dreijährige Schwester, trocken zu werden. Sie wollte nachts keine Windelhose mehr anziehen, so dass die Mutter nun einen wirklich großen Anfall an Bettwäsche

Bis zum endgültigen Trockenwerden braucht das Kind starke emotionale Unterstützung. Es muss einfach immer und immer wieder spüren, dass auch andere an seinen Erfolg glauben. Nur so kann es die Kraft und Ausdauer aufbringen, die zum dauerhaften Erfolg führen.

zu bewältigen hatte. Aber sie behielt ihre Zuversicht und ermöglichte so auch dem Jungen, an sich zu glauben und endgültig trocken zu werden.

Mira und Kim

Mira und Kim waren zehn und acht Jahre alt und hatten einen fünfjährigen Bruder, der zwar häufiger als die Mädchen nachts trocken blieb, aber auch meist mehrmals in der Woche einnässte. Von der Großmutter väterlicherseits wurde diese Tatsache als erblich bedingt und deshalb hinzunehmend angesehen, hatte sie doch bei ihren Kindern teilweise das Bettnässen bis ins Erwachsenenalter, ohne zu klagen, ertragen. Diese Einstellung der Großmutter mag erklären, warum die Mutter so lange das Einnässen der Kinder ertragen hatte.

Bettnässen ist nicht Schicksal

Nun, da sich zeigte, dass auch das dritte Kind der Familie die Blasenkontrolle nicht altersgerecht entwickelte, entschloss sich die Mutter zu handeln. Vonseiten des Vaters, der beruflich bedingt nur zu den Wochenenden zu Hause sein konnte, war keine Unterstützung zu erwarten, zumal er die Meinung seiner Mutter teilte, dass Bettnässen hingenommen werden müsse.

Die Mädchen, intelligent und kontaktfreudig, waren motiviert, das Training zu beginnen. Sie hatten nicht, wie die meisten meiner Patienten, Furcht vor der Übernachtung bei Freunden, denn in ihrer Familie war offen über dieses Problem gesprochen worden. Übernachteten sie außer Haus, so nahmen sie einen eigenen Schlafsack mit, und damit waren sie bei ihren Freunden willkommen.

Der baldige Wechsel zum Gymnasium war wohl der Anlass für Mira gewesen, dem Wunsch der Mutter zuzustimmen, etwas gegen das Bettnässen zu unternehmen, denn beim Schulausflug mit der neuen Klasse würde sie dann nicht gleich als Bettnässer bekannt werden.

Außerdem hatte die weit entfernt wohnende Patentante angeboten, Mira könne in den großen Ferien zwei Wochen bei ihr und der im Vormonat geborenen Cousine verbringen, wenn sie bis dahin nachts trocken sein könnte. Es gab also für das Mädchen wirklich wichtige Gründe, dieses Ziel schaffen zu wollen.

Miras Erfolg

Mira begann mit großem Eifer und zeigte Erfolge. Nach zwei Monaten schlief sie erstmals eine Woche lang trocken durch. Aus familiären Gründen übernachteten die Kinder nun häufiger bei den Großeltern väterlicherseits. Obwohl das Training fortgesetzt wurde, nässte das Mädchen wieder vermehrt ein. Das mag daran gelegen haben, dass Mira, die sicher eine erblich verankerte Entwicklungsverzögerung der Blasenkontrolle aufwies, eine tägliche Ermutigung beim Training auch während ihres Aufenthaltes bei den Großeltern benötigt hätte.

Es wurde ein Weckgerät eingesetzt, damit das Mädchen das Einnässen bemerken und die noch teilweise gefüllte Blase wahrnehmen konnte. Der Erfolg kam langsam zurück. Mira durfte zur Tante reisen, obwohl das Problem noch nicht sicher bewältigt war. Sie nahm ein großes Gummituch und ihre Klingelhose mit und nässte in diesen beiden glücklichen Ferienwochen nur einmal ein. In den folgenden Monaten ist Mira endgültig trocken geworden und bis heute nach einem kurzen Rückfall nun zwei Jahre geblieben.

Kims Berg-und-Tal-Fahrt

Während Mira ihren Urlaub bei der Tante verbrachte, begann Kim mit dem Training. Bei ihr wechselten in den ersten Monaten ganz große Erfolgswochen mit starken Misserfolgen, ohne dass sich ein rechter Grund finden ließ. Da aber die Mutter den Glauben an einen dauerhaften Erfolg ausstrahlte, übte Kim weiter. Da sie ganz besonders schwer weckbar war und sich gegen das Tragen einer Klingelhose sträubte, wurde ein Versuch mit einer Klingelmatte gemacht. Kim lernte, auf das Wecksignal zu reagieren und die Harnentleerung zu unterbrechen, noch bevor sie richtig wach war. Da sie vor Beginn des Trainings tagsüber sehr häufig ihre Blase zu entleeren gewohnt war, sollte sie lernen, diese Gewohnheit abzulegen und erst zur Toilette zu gehen, wenn die wirklich volle Blase drückte. Kim arbeitete gut mit, denn sie wollte ihrer Schwester nicht nachstehen. Sie verstand, dass eine Veränderung nur durch ihre eigene Mitarbeit möglich werden konnte. Und sie erlebte bald konstantere Erfolge.

Jeder schafft es

Als Kim mir ihren Monats-Robbi brachte, schrieb sie auf das Blatt: »Jeder schafft es, wenn er wirklich will!«

Kim hat vor wenigen Wochen nach dem Übertritt auf das Gymnasium plötzlich wieder angefangen einzunässen. Sie ist regelrecht in Panik geraten, doch die Mutter hat sie beruhigt. Sie hat die Klingelmatte ins Bett gelegt und gesagt: »Das hört sicher wieder auf!« Da Kim nach wenigen Tagen nicht mehr eingenässt hat, hat sie die Klingel nicht mehr angestellt, doch sie ließ sie noch einige Wochen »vorsichtshalber« im Bett.

Stefan

Stefan, knapp sechs Jahre alt, hatte einen älteren und einen jüngeren Bruder. Der Junge nässte regelmäßig nachts ein, wurde dadurch meist wach und kam ins Bett der Mutter. Da der kleine Bruder, der gesundheitlich das

Sorgenkind der Familie war, häufig bei der Mutter schlief, war die Nachtruhe der Eltern sehr gestört.

Ein sensibles Kind

Stefan war als temperamentvolles, ideenreiches Kind bei Gleichaltrigen sehr beliebt und machte beim auswärtigen Übernachten aus dem Bettnässen kein Geheimnis. Obwohl er oft wenig beschämt und kaum verletzlich wirkte, war Stefan sehr sensibel. »Wenn es passiert ist, tue ich so, als wäre es lustig – ich heule nicht«, das waren seine eigenen Worte. Häufig schlüpfte er in die Rolle eines Clowns, um von seinem wirklichen Empfinden abzulenken.

Gelegentliche temperamentvolle Auseinandersetzungen seiner Eltern ängstigten Stefan sehr. Die Mutter zeigte für das verstärkte Einnässen nach solchen Belastungen viel Verständnis, spürte einen Zusammenhang zwischen Bettnässen und der Interaktion in der Familie und bat um Hilfe.

Ein zäher Kampf

Stefan lernte während des Trainings, Gefühle zuzulassen und auch mit den Eltern, die ihm nun besonders viel Aufmerksamkeit schenkten, über seine Sorgen und Ängste zu sprechen. In den ersten Wochen erlebte Stefan sehr wenig Erfolg. Da er kaum Interesse für den eigentlichen Inhalt des Bettnässertrainings aufbrachte, wurde die Mutter in ihrem Mut zur Weiterarbeit auf eine harte Probe gestellt. Stefan aber wollte das Training unbedingt fortsetzen, da es ihm viel Zuwendung von den Erwachsenen brachte.

Er zeigte uns, dass es für ihn notwendig war, zuerst andere Hürden zu überwinden, bevor er das Problem des Einnässens erfolgreich bearbeiten konnte.

Die tieferen Ursachen angehen

Der Junge brauchte die Sicherheit, sich angenommen und geliebt zu wissen. Er empfand eine deutliche Geschwisterrivalität zum etwas älteren Bruder, die einer Aufarbeitung bedurfte. Erst nach mehreren Wochen kam von dem Jungen wirklicher Einsatz. Da die Eltern ihn liebevoll unterstützten, blieb der Erfolg nicht aus. Bald war dem Jungen anzumerken, wie gern er seinen zunehmend bunten Fisch zeigte. Jetzt konnte Stefan an den nahen Erfolg glauben und übertraf alle Erwartungen.

Es gibt ihn eben nicht, den »Bettnässertyp«, den man sich vielleicht als stilles, schüchtern-zurückgezogenes Kind vorstellen könnte. Kinder sind – Gott sei Dank! – so außerordentlich vielfältig, dass jede vorschnelle Kategorisierung versagt.

Anhang

Hier lebt Robbi

Streifen-Robbi für 7 Tage

Streifen-Robbi für 7 Tage

Streifen-Robbi für 14 Tage

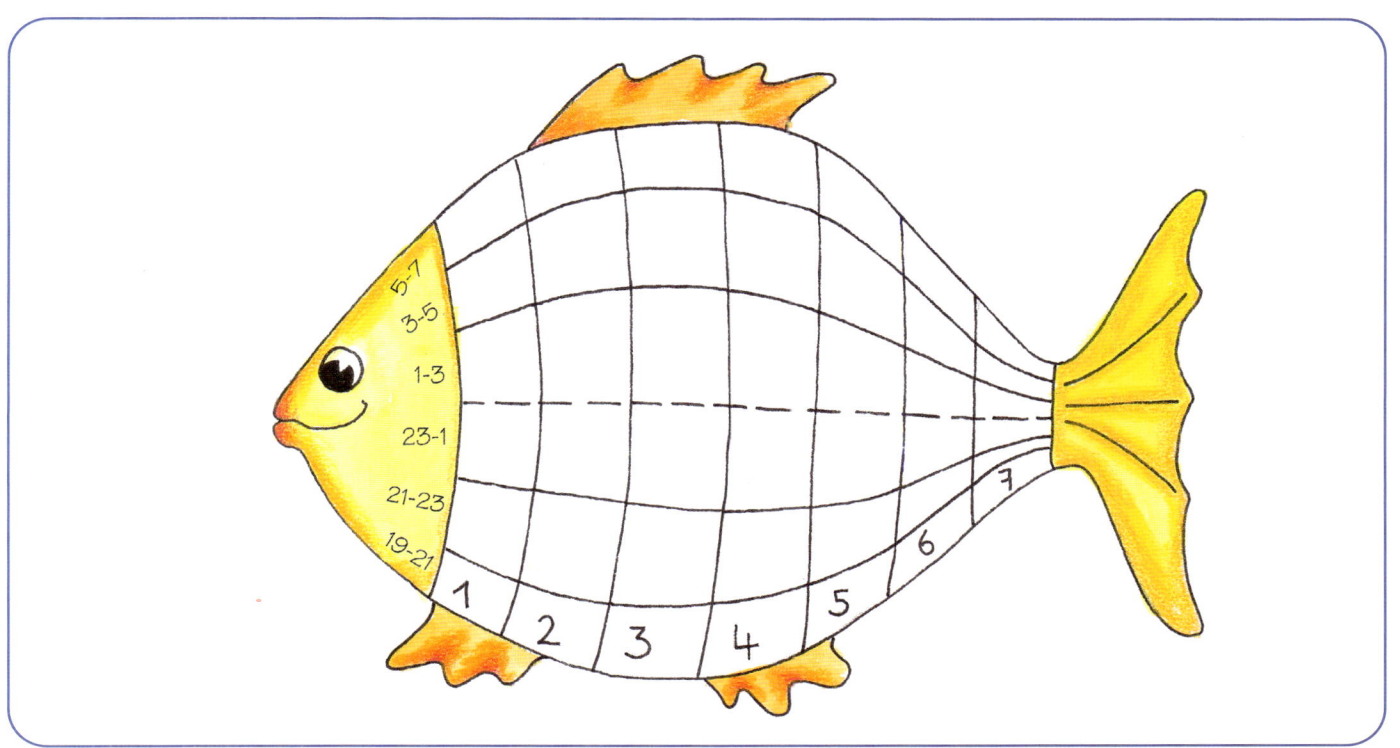

Streifen-Robbi für 7 Tage mit 6 gleichen Nachtstücken (für Weckapparat-Training)

Schuppen-Robbi für 7 Tage

Schuppen-Robbi für 14 Tage

Monats-Robbi

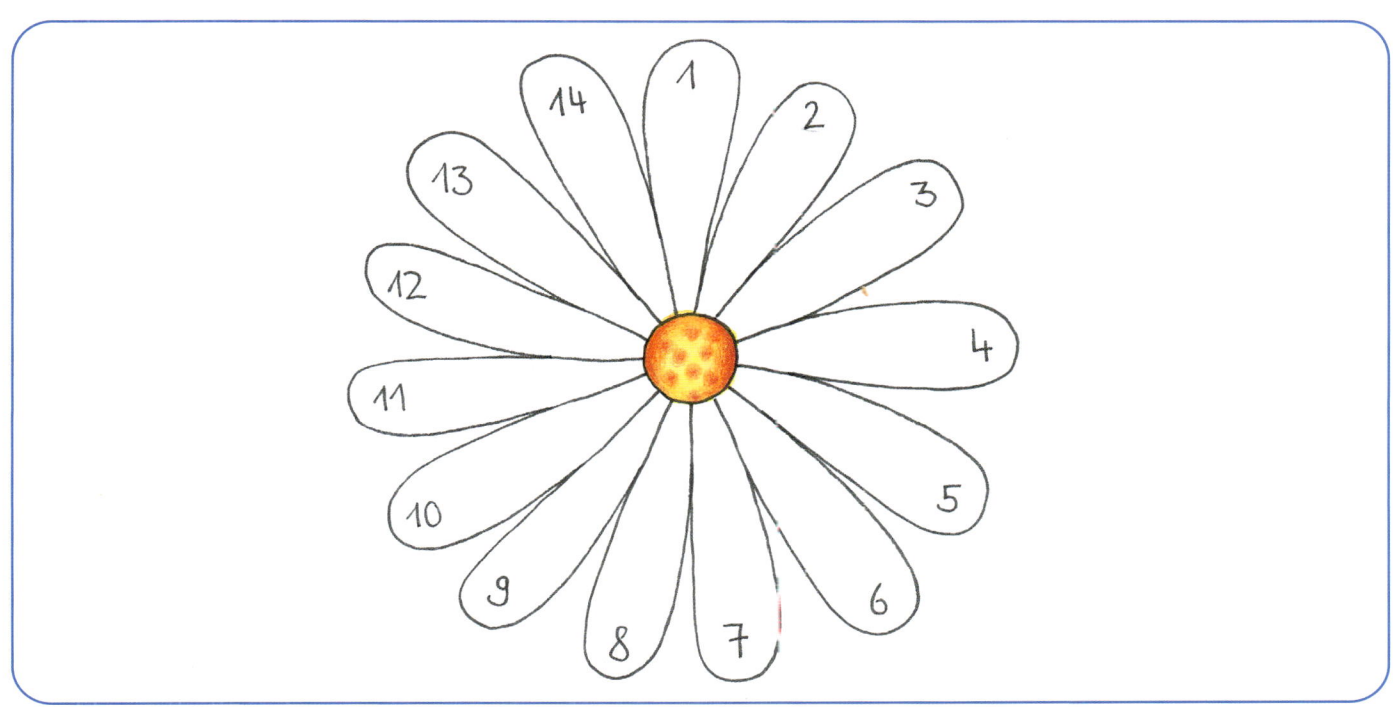

Blume

Protokollblatt »Morgendliches Wecken«

Datum	Weckzeit	nass/ trocken	Fleckgröße in cm	warm/ kalt	Urin im WC entleert?
z.B.:14.3.	6.30	nass	26	warm	etwas
15.3.	5.30	trocken			viel Urin
16.3.	5.30	trocken			viel Urin
17.3.	5.45	trocken			viel Urin
18.3.	5.45	nass	20	warm	etwas
19.3.	5.30	trocken			viel Urin
20.3.	5.30	trocken			viel Urin
21.3.	5.45	trocken			viel Urin
22.3.	6.00	trocken			viel Urin
23.3.	6.00	trocken			viel Urin
24.3.	6.30	trocken			viel Urin

Tokenplan

1 Token

2 Tokens

3 Tokens

4 Tokens

Viele Tokens

Protokollblatt
»Trinkmenge – Urinmenge«

Datum	Uhrzeit	Trinkmenge ml	Urinmenge ml	Besonderheiten beim Wasserlassen

Protokoll »Veränderungen, die kleine Erfolge sind«

Datum	Fleckenzahl	Fleckengröße Ø in cm	letzter Fleck kalt/warm	morgens Urin ins WC entleert viel/wenig/nein
z. B. 16.4.	3	31, 44, 28	kalt	wenig
z. B. 5.6.	1	18	warm	viel

Beispiele »Stresstage/Normaltage«

Wichtiges Ereignis	Art des Tages
1. Dauernde Spannungen	Stresstag
2. Seit Nachmittag übel	Stresstag
3. Familienkrach	Stresstag
4. Kirmes	Normal- oder Stresstag
5. Aufsatznote gut	Normaltag
6. War mit Freund baden	Normaltag
7. Ärger mit Mutti	Stresstag
8. Krank, Fieber	Stresstag
9. Übernachtung in JH	Stresstag
10. Schulfrei, viel gespielt	Normaltag
11. Besuch von Oma	Normal- oder Stresstag
12. Besondere Belohnung	Normal- oder Stresstag
13. Streit der Eltern	Stresstag
14. Ruhig, nichts vorgefallen	Normaltag
15. Schwester will ausziehen	Stresstag
16. Mit Papa zum Angeln	Normaltag

Protokoll »Stresstage/Normaltage«

Datum	Wie war der Tag?	Stress/ Normal	Datum	nass/ trocken

Protokollblatt »Einnässen«

Name: _____

Datum	das Weckgerät hat geweckt um	nass war? (F/H/B)	musste geweckt werden	ist allein aufgewacht	hat trocken durchgeschlafen	Urin ins WC (ja/nein)
Mo, _____						
Di, _____						
Mi, _____						
Do, _____						
Fr, _____						
Sa, _____						
So, _____						

Literatur

(1) Azrin, N. H./Sneed, T. J./Foxx, R. M.: Dry-Bed-Training: Rapid elimination of childhood enuresis. Behavior Research and Therapy 19 (1974), S. 147–156

(2) Bloom, D. A., Seeley, W. W., Ritchey, M. L., McGuire, E. J.: Toilet habits and continence in children: an opportunity sampling in search of normal parameters, in: Journal of Urology 149 (1993), S. 1087–1090

(3) Degenhardt, F. A.: Kinderurologie: Kein Kind macht es aus Bosheit!, in: ÄP Pädiatrie 11–12 (2000), S. 36–37

(4) Eber, S. W./Zöller, G./Ringert, R. H.: Enuresis im Kindesalter, Teil 1 und 2, in: Kinderärztliche Praxis 1 (1999), S. 16–34

(5) Fergusson, D. M., Horwood, L. J., Shannon, F. T.: Factors related to the age of attainment of nocturnal bladder control: an 8-year longitudinal study, in: Pediatrics 78, (1986), S. 884–890

(6) v. Gontard, A.: Bettnässen – Verstehen und behandeln, Walter Verlag, Düsseldorf, 2001

(7) v. Gontard, A.: Einnässen im Kindesalter: Erscheinungsformen – Diagnostik – Therapie, Thieme Verlag, Stuttgart, 2001

(8) v. Gontard, A./Rassouli, R./Lehmkuhl, G.: Enuresis im Vorschulalter, in: Sozialpädiatrie und kinderärztliche Praxis 18 (1996), S. 363–366

(9) v. Gontard, A.: Kinderpsychiatrische Aspekte der Enuresis, in: Wiener Med. Wochenschrift 22 (1998), S. 502–506

(10) v. Gontard, A.: Nichtmedikamentöse Therapie der Enuresis nocturna, in: Monatsschrift Kinderheilkunde 151 (2003), S. 938–944

(11) Grosse, S. : Bettnässen, Diagnostik und Therapie, Psychologie Verlags Union, München, 1991

(12) Grosse, S. : Enuresis, in: H.-C. Steinhausen u. M. v. Aster: Handbuch der Verhaltenstherapie und Verhaltensmedizin bei Kindern und Jugendlichen, Beltz Psychologie Verlags Union, Weinheim, 1993

(13) Haug-Schnabel, G.: Einnässen – ein Hilferuf, Otto Maier, Ravensburg, 1993

(14) Lettgen, B.: Diagnose und Differentialdiagnose der Enuresis nocturna, in: TW Pädiatrie, März 1997

(15) Lettgen, B.: Klinik und Diagnostik der Enuresis nocturna, in: Monatsschrift Kinderheilkunde 151 (2003), S. 926–931

(16) Lettgen, B.: Differentialdiagnose der Enuresis nocturna, in: Wiener Med. Wochenschrift 22 (1998), S. 515–516

(17) Lettgen, B.: Enuresis, Anamnese wegweisend für Diagnostik und Therapie, in: Jatros Päd 15, 2 (1999), S. 5–8

(18) Moll, G. H./Wicker, M./Rothenberger, A.: Enuresis nocturna: Was man aus der Neurobiologie für die Therapie lernen kann in: pädiatrie hautnah 7 (1999), S. 406–410

(19) Olbing, H.: Enuresis und Harninkontinenz bei Kindern, Hans Marseille Verlag, München, 1993

(20) Riccabona, M.: Medikamentöse Therapie der Enuresis: Sinn/Unsinn, in: Wiener Med. Wochenschrift 22 (1998), S. 505–507

(21) Stegat, H.: Enuresis, Springer Verlag, Berlin, 1973

(22) Stegat, H./Stegat, M.: Enuresistherapiegeräte: Bettgebundene oder körpergebundene Anordnung? in: der kinderarzt 4 (1998), S. 485–486

(23) Stegat, H.: Apparative Enuresisbehandlung in: Linden, M./Hautzinger, M.: Verhaltenstherapie, Springer Verlag, 2000

(24) Stegat, H.: Die apparative Verhaltenskontrolle bei Enuresis, Blasenkontrolle ist das Ziel in: Urologische Nachrichten 11 (2000), S. 15

(25) Stehr, T./Schuster, T./Dietz, H.G.: Enuresis und kindliche Harninkontinenz –Epidemiologie, Diagnostik und Therapie heute, in: Wiener Med. Wochenschrift 22 (1998), S. 521–524

(26) Strunk, P.: Enuresis, in: Harbauer, H./Lempp, R./Nissen, G./Strunk, P.: Lehrbuch der speziellen Kinder- und Jugend- psychiatrie, Springer Verlag, Berlin, 1976

Register